食品汚染読本

天笠啓祐 著

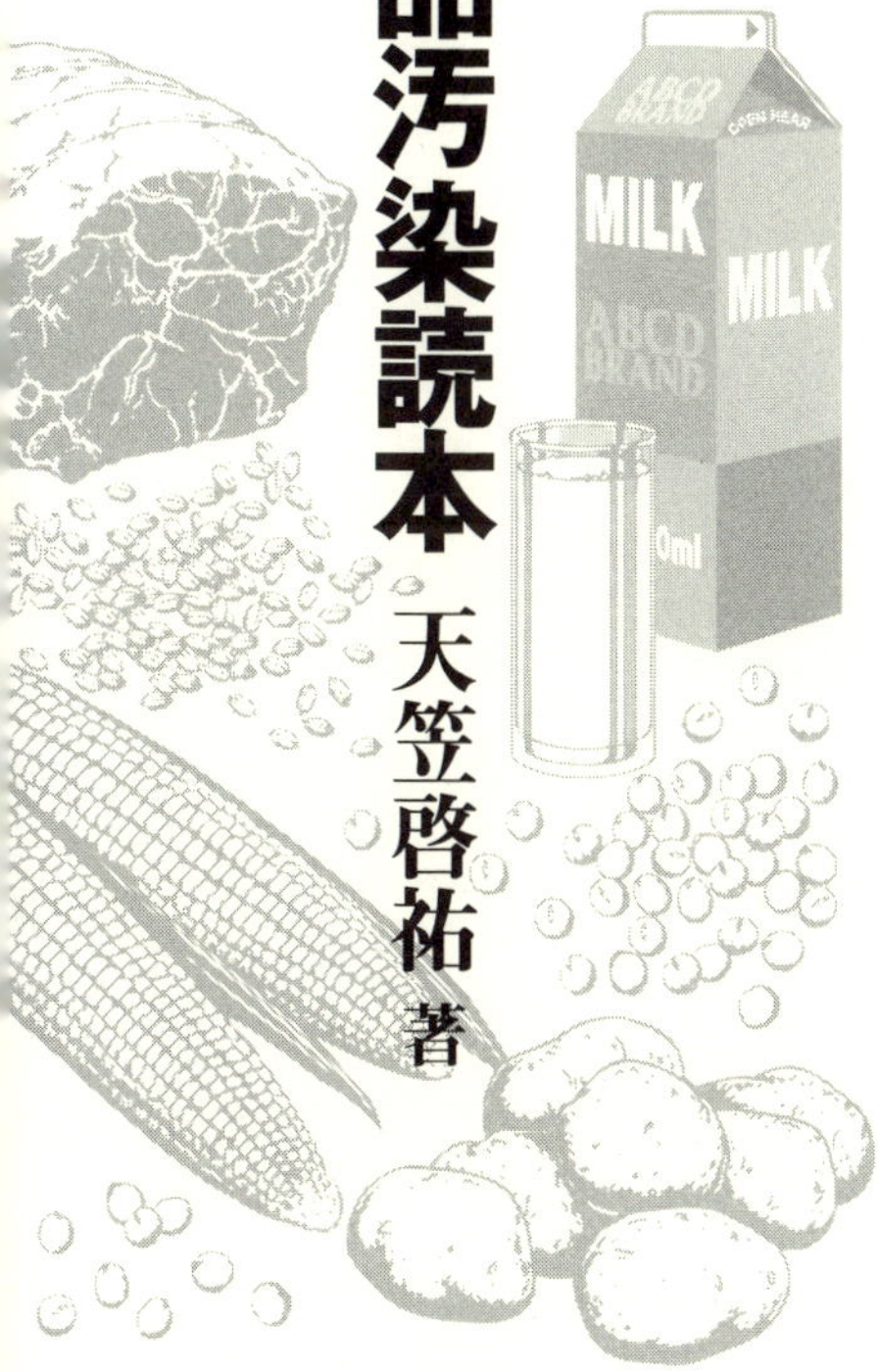

緑風出版

はじめに

危険なトウモロコシが検出される

「スターリンクが検出された」という情報が私のもとに届いたのは、二〇〇〇年四月二〇日のことだった。日本消費者連盟に置かれている「遺伝子組み換え食品いらない！キャンペーン」（以下、キャンペーン）の事務局からまず電話で、少したってからデータがファックスで届いた。

スターリンクは、ヨーロッパのバイオ企業アベンティス社が開発した、遺伝子組み換えトウモロコシの商品名である。アレルギーを引き起こすなど「危険性が高い」と指摘されたため、日本では承認されてこなかった。アメリカでも食品として認可されていない。そのトウモロコシが検出されたのだった。

キャンペーンは、検査運動を進めてきた。この検査運動は、どのような食品にどのような組み換え作物が使われているか、それを市民に知らせていく運動である。従来は食品を検査してきたが、初めて取り組んだ家畜の飼料の検査で、スターリンクが含まれていたのである。

検査した飼料は六種類だった。分析の結果、すべての飼料から、トウモロコシ、大豆、綿、ナタネ四種類すべての遺伝子組み換え作物が検出された。混入率も高かった。この中に二つの未承認作物が入っていた。いずれもトウモロコシで、一つはデカルプ社の「ＤＢＴ４１８Ｂｔｘ」、もう一つは、アベンティス社の「ＣＢＨ３５１ＳＬ」であった。「ＣＢＨ３５１ＳＬ」という品種名、それが商品名スターリンクを示す符号であった。

「まさか」と思う半面、入っていても不思議ではない状況にもあった。この検査結果が、遺伝子汚染事件として世界中を巻き込んだ大きな騒動に発展した、スターリンク事件の発端だった。

二〇〇〇年六月八日、キャンペーンは、この検査結果をもって農水省と交渉した。農水省が輸入を認めていない遺伝子組み換えトウモロコシが、日本に入ってきている事実をどう考えるか、また、どのような対策を講じるかを質した。しかし、農水省は検査結果そのものを認めようとしなかった。市民団体が、農水省も分析するようにサンプルを提供しようと申し出たにもかかわらず、である。

その後も、市民団体と農水省との間で、やりとりが繰り返された。しかし、農水省はまったく動こうとしなかった。そのまま事態が沈静化に向かうかに思われた時、このスターリンク事件が、アメリカ本土に飛び火した。アメリカでも食品から検出された。これによって日本の事件から、国際的な事件へと発展したのである。

問題は、そこにとどまらなかった。日本では飼料から始まったスターリンクの検出が、食品、種子というように、あちこちから検出され始めたのである。作物は、作付けされれば花粉が飛散する。その花粉と一緒に遺伝子も広がる。遺伝子汚染の結果、予想以上に汚染が拡大している事実が判明した。

いったん作付けされた遺伝子組み換え作物は、生態系に取り返しがつかない事態をもたらしつつある。その事実が、私たちの目にもはっきりした形で示され始めた。

カドミウム汚染米からＢＳＥへ

そのスターリンク事件を追いかけている最中の、二〇〇一年七月、世界の食品の統一規格を決定しているコーデックス委員会の総会で、カドミウム汚染米の基準が〇・二ｐｐｍと決定された。当初の提案は、〇・一ｐｐｍであり、もっと厳しい基準だった。この〇・一ｐｐｍという数字には根拠があった。これ以上の数値を示すことは、自然界にはあり得ず、環境汚染を意味していたからである。

コーデックス委員会とは、国連のＦＡＯ（食料農業機関）とＷＨＯ（世界保健機関）を上部組織に持つ、国際的な食品規格をつくり、執行する機関である。一九九五年にＷＴＯ（世界貿易機関）がつくられてから、コーデックス委員会の決定が、事実上、強制力を持ち始めた。

その提案をひっくり返したのが日本政府だった。もし〇・一ｐｐｍで決まると、日本で生産される米の約三〇％が食品として流通できなくなるからである。〇・二ｐｐｍでも、これまで日本が基準としてきた一ｐｐｍからすると、五倍も厳しい基準であり、約五％が食品として流通できなくなると見られている。

すでに過去の汚染と考えられていたカドミウム汚染米が、ふたたび深刻化している事態が、明らかになったのである。原因は、従来の汚染源だった亜鉛鉱山や製錬所から、廃棄物問題へと移行していた。政府はその新しい汚染源への対応を怠っていた。

カドミウムといえば、日本ではイタイイタイ病の原因物質として、余りにも有名である。にもかかわらず汚染を放置してきたツケが、ふたたび食品汚染という形で、しかも米という私たちの主食を襲う形で、広がっていたのである。

このカドミウム汚染米の問題が波紋を広げ始めた時期に、さらにＢＳＥ、いわゆる「狂牛病」が日本でも確認された。

「狂牛病発生か？」というニュースが日本中を駆け巡ったのは、二〇〇一年九月一〇日のことだった。直後に起きたアメリカのハイジャック・テロ事件によって、このニュースの衝撃度は、かき消されたかの印象があった。しかし、その後起きた、消費者の不安からくる牛肉の消費量の激減、畜産農家や焼き肉屋などのダメージの大きさは、想像を越えるものがあった。

その後、二〇〇二年八月までに計五頭のＢＳＥに感染した牛が確認された。検査技術が進めば、今後さらに数を増やすことは必至の状況である。

農水省が、ＢＳＥ対策に乗り出したのは、イギリスで牛から人間に感染する可能性が指摘された一九九六年以降である。その年から肉骨粉飼料を牛に与えないように行政指導してきたが、法的な規制ではなかったため、たくさんの牛が肉骨粉を食べつづけた。

ヨーロッパなど一七カ国からの肉骨粉などの輸入を全面的に禁止したのは、なんと二〇〇一年に入ってからである。二〇〇〇年末まで、豚や鶏などの飼料としては、ＢＳＥ発生国から大量に、堂々と入ってきており、それを牛が食べつづけ、その牛が肉骨粉になっていった。年間約一六万頭いるといわれる病死した牛の場合は、と畜場に行くこともなく、肉骨粉にされていた。

ＢＳＥ拡大を防ぐ対策を日本政府はとっておらず、ヨーロッパ委員会の専門家委員会は、日本でも牛や羊の臓器・肉骨粉をイギリスから輸入していた時期があるため、牛がＢＳＥに感染する可能性がある、と警告を発していた。ところが農水省の熊沢英昭事務次官が、二〇〇一年六月一八日の記者会見で、そんなはずはないと、その警告を全面的に否定していた。その否定の発言からまもなく、感染牛が発見されたのである。

このBSE発生が、食品の安全性を根底から揺るがした。その後、雪印食品、全農チキンミール、日本ハムなどの食品メーカーが行なっていた偽装事件が発覚し、安全性に加えて信頼性も失われた。

いま食品汚染はかつてない深刻な状況にある。中国野菜から検出される高濃度の農薬、加工食品から検出される違法添加物が話題になっているが、それら従来からの汚染物質である残留農薬やダイオキシン、ホルモン剤など、すでに多数の汚染物質が、私たちの食卓に入り込んでいる。それに加えて、遺伝子組み換え食品やBSEといった新しい問題が提起された。

その上さらに、遺伝子組み換え稲の作付けが始まろうとしている。私たちの食卓に登場する「不安な食品」の種類は増え、量も増加の一途をたどっている。そのツケは、私たちの健康、とくに子どもたちの健康を害するという形で広がっている。

目次

食品汚染読本・目次

4章　ふたたび深刻化するカドミウム汚染米　139

5章　米にまで及ぶ遺伝子組み換えの波　165

6章　食品汚染と予防原則・トレーサビリティ　199

1章

スターリンク事件発生

アメリカで市民グループが検出

二〇〇〇年九月一八日、アメリカで遺伝子組み換え食品を批判している市民グループが依頼した食品の検査結果が、『ワシントンポスト』紙朝刊で報道された。アメリカでは、家畜の飼料としては認められているが、食品としては未承認の組み換えトウモロコシ「スターリンク」が検出されたというものだった。それがスターリンク事件が国際問題に発展するきっかけだった。検査を依頼した市民グループは、消費者団体・環境保護団体の連合体「GEフード・アラート」のメンバーである地球の友。検査会社はジェネティックID社であった。

このスターリンクは、欧州バイオ大手企業のアベンティス社が開発した殺虫性トウモロコシである。遺伝子組み換え技術で、バクテリアから取り出した殺虫毒素をつくる遺伝子をトウモロコシに導入して作り出した作物である。それによって殺虫剤を使わなくてすみ、省力化・コストダウン効果があるとして、作付け面積を広げてきた。

開発したアベンティス社は、ドイツのヘキスト社とフランスのローヌ・プーラン社のバイオ部門が合併してできた企業で、本社はフランスにある。かつてはアグレボ社（正式にはヘキスト・シェーリング・アグレボ社）という名であった。

このアベンティス社は、米メルク社と医薬品売り上げで世界一、二位を競っている巨大企業である。

このアベンティス社の開発したスターリンクが、食品であるタコスの皮から検出された。スターリンクは、一九九九年は約二五万エーカー（約一〇万ヘクタール）作付けされており、推定一四五万トン収穫されている。二〇〇〇年は、約三五万エーカー（アベンティス社の資料では三四万九〇八エーカー、約一四万ヘクタール）作付けされており、推定二〇〇万トン収穫されている。

検出された食品は、タコシェルという、メキシコ料理として有名なタコスの皮の部分からである。このタコシェルを製造していた企業が、クラフトフーズ社で、タコベル社（メキシコ料理のファーストフード店を運営）が発売していた。クラフトフーズ社はタコベル社からライセンスを受けてこのタコシェルを、一般の食料品店でも販売していた。

開き直るアベンティス社

スターリンクは、「危険性が高い」として、これまで食品として認められてこなかった。そのような作物が堂々と食品から検出されたのである。

GEフード・アラートは、FDA（アメリカ食品医薬品局）に対して、ただちにスターリンクのリコールと規制強化を求めた。それに対して政府・業界側は「根拠がない」と当初、反論していた。とくに業界は、なぜか検査会社のジェネティックID社を攻撃し始めた。ジェネティックID社は、日本で、市民団体の依頼で検査を行ない、モンサント社の未承認トウモロコシを検出するなど、遺伝子組み換え作物を開発している企業にとっては、目の上のたんこぶ的な存在だったからのようだ。

それでも、FDAとEPA（アメリカ環境保護局）は、未承認トウモロコシ混入という事態を放置できず、調査に入ることを発表した。

タコシェルを製造したクラフトフーズ社は、検出された製品は、メキシコにあるペプシコの子会社でつくられたものであり、原料のコーン粉はテキサスの製粉工場（アズテカミル社）でつくられ、原料のトウモロコシは、全米六州から集めたことを明らかにした。

九月二二日に、クラフトフーズ社は、独自に検査を行なった。その検査で、やはり「スターリンク」が検出されたため、「全製品のリコール」を発表した。あくまでも自主的なリコールである。それにともないタコスを販売していたタコベル社も、自社のレストランのタコシェルをすべて交換することを発表した。

このような事実を突きつけられても、アベンティス社は、スターリンクの混入を頑として認めなかった。同社は、やっと九月二六日になって、食品としての認可が得られるまで、飼料用としての販売を停止するという、事実上の撤退宣言を出すのである。それも「食品としての認可を目指す」という条件付きであった。

九月二九日、アメリカ農務省は、アベンティス社と協議し、二〇〇〇年度に作付け・収穫されたスターリンクについて、アベンティス社が全量買い上げることで同意した。しかし、買い上げた後、アベンティス社が食品以外の用途で販売することは認めた。

一〇月三日、ＦＤＡは、スターリンク混入を認める検査結果を発表し、正式にリコールが打ち出された。あわせてテキサスの製造工場でつくられたコーン粉は、タコシェル以外の他の製品の原料にも使われていることから、他の食品の調査に乗り出すことが発表された。

一〇月一二日に、GEフード・アラートは、さらにアメリカ大手小売業のセーフウェイ社の自社ブランドのタコスからもスターリンクが検出されたと発表した。そのため、セーフウェイ社は製造元であるミッションフーズ社でつくられたタコス製品のリコールを発表した。ミッションフーズ社もまた、アズテカミル社から原料が供給されていた。

事態を重く見たEPAは、スターリンクの栽培認可の自主的な取り下げをアベンティス社に求めた。最後まで抵抗していたアベンティス社も一〇月一三日に、ついにそれを受け入れた。これによってスターリンクは、事実上、それ以降、栽培を行なうことが不可能になったのである。

一一月一五日、アベンティス社の監査重役会は、正式に同社のアグリビジネス部門を分離してアベンティス・クロップサイエンス社とすることを決めた。アベンティス社の医薬品売上高は一五二億六〇〇〇万ドル（九八年度）で、医薬品メーカーとしては世界第二位の

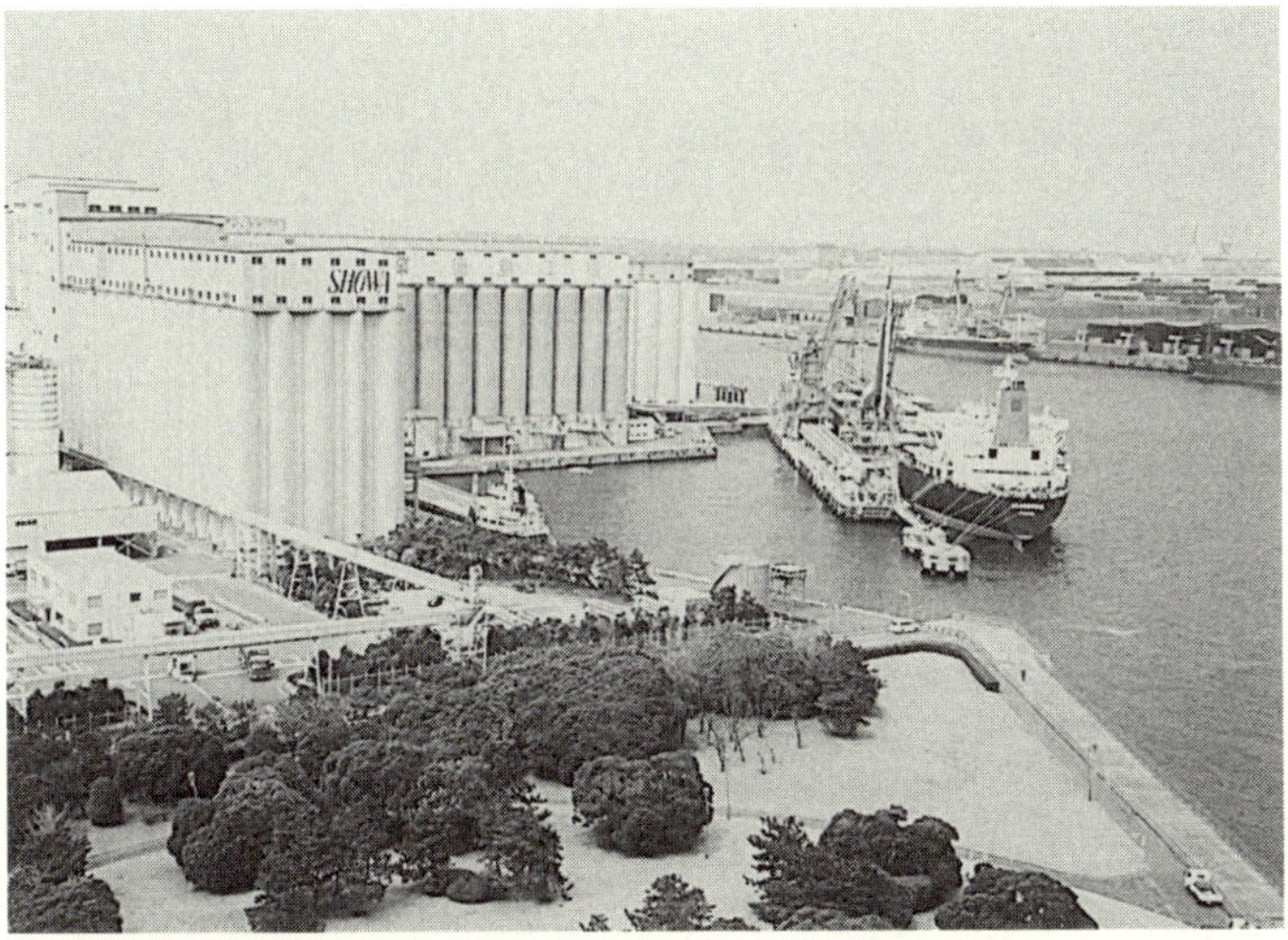

組み換えトウモロコシなど穀物が毎日のように陸揚げされる鹿島港

超優良企業である。今後予想される訴訟対策も含めて、その負担を軽くするためにアグリビジネスからの分離・撤退を打ち出したといえる。

事件の事実上の発端は日本で

アメリカにおいて、市民グループの検査運動によって検出されたスターリンクは、それ以前に、日本で検出されていたことは、最初に述べた通りである。アメリカで問題化する前に、すでに日本で問題化していた。

遺伝子組み換え食品いらない！キャンペーン（以下、キャンペーンと略す）は、それまでにも多数の食品の検査を依頼し、実績を上げていた。最初の検査は、一九九九年夏のことであった。七月、分析を依頼した食品は、六種類の市販のコーン製品で、そのうち三種類のスナック菓子から、未承認の遺伝子組み換えトウモロコシが検出された。分析は、アメリカでスターリンクを検出したジェネティックID社（本社・アメリカ）が行なった。

検出された未承認作物は、モンサント社が開発したトウモロコシと、デカルプ社が開発したトウモロコシだった。この内、モンサント社の未承認トウモロコシは、九八年には約四〇万エーカー作付けされており、約一二三〇万トン収穫されていた。検出された食品は、ハウス食品の「とんがりコーン」、湖池屋の「『ポリンキー』あっさりコーン」、ヤマザキナビスコの「『プチコーン』薄味」であった。

未承認作物とは、農水省・厚生労働省が、「安全性を確認していない」として、国内販売を認めていない作物のことである。アメリカで承認され、日本でまだ承認されていない作物は多く、それらは日本に入ってはいけないことになっている。しかし、実態は、アメリカで作付けされてしまうと、アメリカからの輸出時、日本に入ってきた時にチェックが行なわれないため、素通りで日本に入ってしまっていた。日本で輸入時のチェックが始まるのは、やっと二〇〇〇年四月からで、それも極めてずさんな態勢でスタートしたのである。スターリンクは、アメリカでは飼料としては作付け・販売が認められていたが、日本では、飼料としても、食品としても販売が認められていなかった。アメリカで飼料として認められてしまったために、作付けが認められ、食品への混入や、日本への侵入が起きたのである。

家畜の飼料からスターリンク

第二回目の検査運動では、トウモロコシからつくられた食品の分析が再び行なわれている。前回の検査で未承認作物が検出されたため、数を増やして一七種類の食品を分析した結果、三種類のお菓子から組み換え遺伝子を検出している。微量であったため、品種を特定することはできなかった。

第三回は、ベビーフードの一七種類の分析を行なっており、そのうち四種類から組み換え遺伝子が検出された。第四回目は、ハワイ産パパイア三種の分析を行なったが、いずれも組み換え遺伝子は検出されなかった。

五回目は、家畜の飼料やペットフードの検査を依頼した。その結果が、二〇〇〇年四月二〇日に検査会社から伝えられ、五月二五日にその検査結果が発表された。再び未承認組み換え作物が検出されたのである。第一回の検査で、未承認作物の検出を発表した後、モンサント社などから、激しいジェネティックID社バッシングが起きた。今回、慎重に事を運ぶために、同じサンプルがヨーロッパの検査会社に出され、未承認作物の検出を確認したことから、五月二五日の発表となったのである。

第五回目の検査で用いた家畜の飼料やペットフードは、ニワトリなどの家禽用の飼料が三種類、牛用の飼料が三種類で、分析した結果、六種類すべての飼料から、トウモロコシ、大豆、綿、ナタネ四種類すべての遺伝子組み換え作物が検出された。混入率も高く、家禽用は、すべて何十パーセント単位で混入していた。

しかも、未承認作物が二種類も混入しており、一つがスターリンクであった。検出されたのは鹿島飼料の家禽用飼料からで、ホームセンターで販売されているニワトリやウサギなどを対象としたペットフードだった。この時、初めてスターリンクの侵入が確認されたのである。

遺伝子組み換え作物は、厚生労働省や農水省が、食品や飼料として認めようが、認めまいが、それに関係なく、アメリカで作付け・収穫されれば日本に入ってくる。しかも、それを水際で防ぐ手段は、事実上ないに等しい。アメリカ国内で収穫後に混ぜられて日本に入ってくること、輸入時にチェックされていなかったことから、当然の結果といえる。遺伝子組み換え作物の流通にかかわるチェック態勢そのものの不備をあからさまにしたものといえる。

この飼料の検査結果を明らかにした記者会見で、キャンペーンは、飼料から検出された以上、食品からも検出されることは間違いない、と述べた。すでに述べたように、やがて、その予言がまずアメリカで、次に日本で的中するのである。

日本でもコーンミールなどから検出

アメリカで、スターリンク事件が起きた。そのためキャンペーンが進めている検査運動の対象も食品に向かった。第六回目の検査では、トウモロコシ製品の検査を依頼した。それもスターリンクだけの検査が進められた。その結果、コーン製品六種類を検査したところ、共立食品のコーンミール、商品名「ホームメードベーキング」からスターリンクが検出されたのである。

ジェネティックID社から検査結果が伝えられたのは、二〇〇〇年一〇月二四日のことだった。キャンペーンが記者会見の情報を流すや否や、事務局が置かれている日本消費者連盟には、問い合わせが殺到した。ひっきりなしにかかる電話に、連盟内はパニック状態に陥った。翌日、記者会見が行なわれ、こうして日本でもスターリンク事件が勃発したのである。

日本の食品にもスターリンクが侵入している事実が、改めて示された。外見は同じトウモロコシであり、見分けはつかない。そのことも厄介な点であった。

これだけにとどまらなかった。二〇〇一年二月一日に発表された、キャンペーンが行なった第七回目の検査運動でも、スターリンクが検出された。その時、トウモロコシ製品一四のうち、遺伝子組み換え作物を検出した食品は四つあった。その検出された四食品について、未承認作物が混じっていないかどうかを検査したところ、マスコットフーズ社の「タコスセット」からスターリンクが検出された。

トウモロコシを用いた食品から、遺伝子組み換え作物が検出され、私たちの食卓に遺伝子組み換え食品が広がっていることが、確認されると同時に、スターリンクが次々と検出されたことから、消費者の間でパニックに近い状態が起きた。

有害な蛋白質をつくり出す

スターリンクは、アベンティス社が開発した殺虫性トウモロコシの商品名である。殺虫性トウモロコシとは、作物自体に殺虫能力をもたせ、害虫の幼虫がトウモロコシをかじると、殺虫毒素を食べることになり、死ぬ仕組みにした作物である。この作物は一般的には、「害虫抵抗性」という表現が使われている。しかし、害虫にだけに効果があるわけではなく、益虫も殺すなどの影響があるため、「殺虫性」という表現が、より正確といえる。

殺虫性作物は、トウモロコシ以外にも、綿、ジャガイモなどが開発され、作付けされている。二〇〇一年には、遺伝子組み換え作物全体の中で、この殺虫性作物が作付けされた割合は、一五％である。現在、つくられている遺伝子組み換え作物は、除草剤耐性作物と殺虫性作物が大半を占め、他の性質の作物はごくわずかである。除草剤耐性作物は七七％、除草剤耐性と殺虫性の両方の性質を持たした作物が八％である。

この殺虫性作物には、現在、ＢＴ剤と呼ばれる微生物農薬に用いられるＢＴ菌の遺伝子が導入されている。このＢＴ剤は殺虫剤として利用されている。殺虫毒素をもったバクテリアを農薬として用いたものである。このＢＴ菌から、殺虫毒素をつくる遺伝子を見つけだし、それを作物の中に導入した。そうすると、すべての細胞で殺虫毒素がつくられることになる。どの部分をかじっても、害虫が作物をかじると死ぬ仕組みができた。

このような性質を持たせると、殺虫剤を撒かなくてすんだり、使用回数を減らすことができ、省力化・コストダウンが可能であり、作付け面積を拡大してきた。

この性質は、とくにトウモロコシで威力を発揮してきた。というのは、トウモロコシの害虫であるアワノメイガの幼虫は、トウモロコシの実の中に潜り込んでしまうため、外から殺虫剤を撒いても効果が弱かった。ところが、すべての細胞で殺虫毒素がつくられる組

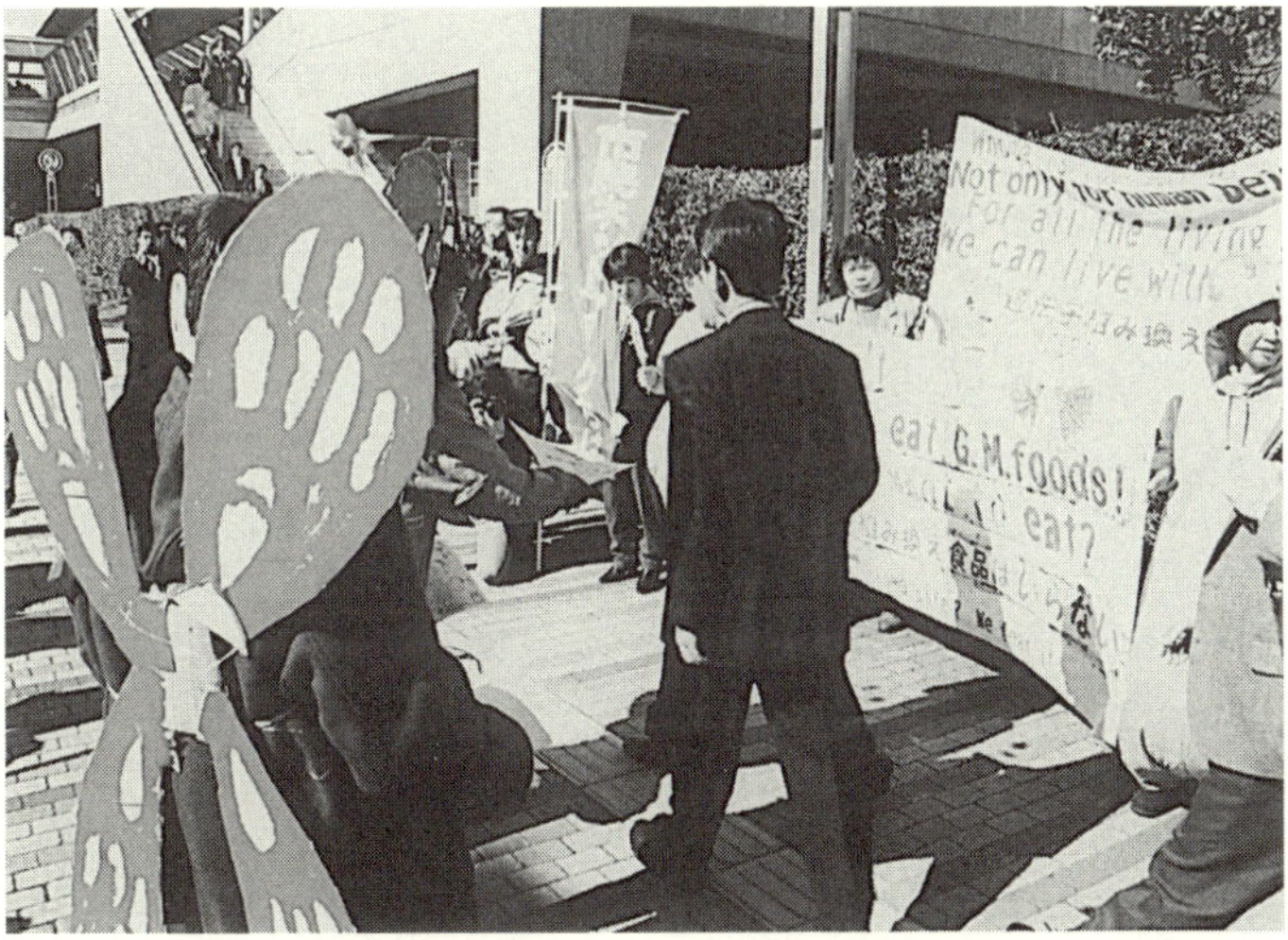

スターリンクなど殺虫性トウモロコシは蝶を殺すため、蝶が反対運動の象徴に。

み換え作物では、実の中に潜り込んでも殺すことができるからである。

BT菌の毒素

BT菌には、多数の種類がある。それぞれつくり出す毒素が異なり、虫への影響も微妙に異なるのである。さまざまな殺虫性トウモロコシがつくられてきたが、食べる実の中でできる殺虫毒素も微妙に異なる。

人間が食べたときに、その殺虫毒素がきわめて有害であれば、問題になる。有害度が高い作物として問題になってきた組み換え作物が、スターリンクなのである。このスターリンクに用いられているＢＴ菌の毒素産生遺伝子がつくり出す殺虫蛋白が、「Ｃｒｙ９Ｃ」で、他の殺虫性作物とは比べ物にならない強い毒性をもった蛋白質である。そこがこのトウモロコシの最大の問題点だった。

殺虫性作物で遺伝子が使用されているＢＴ菌は、一九一五年にドイツのチューリンゲンで発見されたため、バチルス・チューリンゲンシスという名前がつけられ、その頭文字を取ってＢＴ菌と呼ばれてきた。もっとも、それより以前の一九〇一年に、日本ですでにカイコに卒倒病を引き起こすバクテリアとして発見されていた。

このＢＴ菌は、強い殺虫能力をもちながら、人間にはほとんど害をもたらさないことから、殺虫剤として活用されてきた。しかし、日本では養蚕業にダメージをもたらす可能性があることから、一九七一年まで輸入が禁止されていた。また化学農薬より能力が劣るということで、市場は伸び悩んでいた。

そのＢＴ剤が注目されるようになったのは、化学薬剤の毒性や残留性が問題になってきたためで、それに加えて遺伝子操作技術の登場で、脚光を集めるようになった。ＢＴ菌そのものを遺伝子組み換え技術を用いて、より強力なものに改造しようという動きが出てきた。さらにはBT菌の毒素をつくる遺伝子を、他の細菌に入れて新しい微生物農薬を開発したり、植物そのものに遺伝子を入れて殺虫能力をもたせた作物づくりが始まった。これまでは人間に、ほとんど害を及ぼさないと考えられていたが、改造がすすめば、当然、危険性は高くなる。

八七年にアメリカ農務省のラッセル・トラバーズらによって、従来発見されていた二四種類に加えて、新しく七二種類のBT菌株の発見が報告された。中には化学薬剤に匹敵する殺虫能力をもつものがあり、BT菌は宝の山に変身した。カブト虫、ハエ、蚊を殺す菌株も発見されている。

しかも、それを遺伝子工学で応用すればさまざまな殺虫剤、殺虫性作物が開発できる。かつてモンサント社は、植物の根に群生しながらBT毒素をつくりだし、土壌中の昆虫を殺す微生物をつくりだしたことがある。

生物農薬として用いるケースでは、BT菌をある程度洗い流して食べることができるが、BT菌の毒素が作物の中でできる組み換え作物の場合、洗い流すことはできず、まともに食べることになる。

Ｃｒｙ９Ｃ蛋白質の毒性

遺伝子が作り出すものが、蛋白質である。蛋白という言葉は、卵白からきている。実際、卵のしろみは水分を除くとほとんどが蛋白質からできている。蛋白質は、遺伝子の情報に基づいて、アミノ酸が鎖状につなげられていき、つくられる。そのアミノ酸のつながり方をペプチド結合といい、そのアミノ酸の連鎖が、折り畳まれたり、ねじ曲げられたりして、それぞれの蛋白質ごとに、独特の立体構造をつくっている。

すなわち、蛋白質とは、アミノ酸がペプチド結合して、特異の立体構造をしたもの、と言い換えることができる。その立体構造の違いによって、機能が違ってくる。その立体構造は、それぞれ独自の形をとっている。例えば、同じＢＴ毒素でも、ＢＴ菌株で異なり、特異な形をとっており、毒性も異なってくる。

スターリンクがもつ殺虫蛋白のＣｒｙ９Ｃは、熱に強く、酸や酵素にも強く、消化器系での分解能力が低く、アレルギーを引き起こす可能性が高いのである。そのため、ＥＰＡ

（アメリカ環境保護局）が食品としていまだに承認してこなかった。日本では食品としても、飼料としても認められてこなかった。

BT毒素のように、日常的に摂取することがあり得ない蛋白質が、アレルギーを引き起こすか否かを判断する方法としては、次の四つが上げられている。

1　アレルゲンとして、これまでよく知られている蛋白質と類似したアミノ酸組成をもっているか？　すなわち、蛋白質の構造が似ているか否かで判断していた。

2　胃液や腸液で分解されるような、酸や酵素による分解性があるか？

3　熱に対して安定か？

4　分子量が大きいか？

2～4は、食べたとき分解され難いと、アレルギーを引き起こす可能性が高くなることから、判断の材料になってきた。実際は、動物実験や人体実験を行なわないと分からないが、現在は、この四点で確認している。そのうち、Ｃｒｙ9Cは、2と3が問題になった。すなわち、酸や酵素に分解され難く、熱に安定なのである。

毒性に関しては、最終的には動物実験を行なわないと分からない。アベンティス社は、いくつかの動物実験を行ない、報告している。ＥＰＡに提出された資料によると、ネズミを用いた実験で、心臓の表面の出血、脂肪組織の縮小などの異常、体重の増加なし、脱毛、活動の低下などの異常が起きている。

このように毒性に関しても懸念される材料は多数出てきており、とても安全とはいえない蛋白質であることが、示されてきた。しかも遺伝子組み換え技術には、予期し得ない問題が生じる恐れもある。

二〇〇〇年一一月二九日、ロイター通信が、「スターリンクでアレルギー性疾患になった患者四四人」と報道した。二〇〇一年六月一三日、ロイター通信は、これらの患者に関して「アメリカ疾病管理予防センターが、患者の血液を用いた検査で、スターリンクがアレルギー性疾患を引き起こした証拠はなかったと発表した」と報告している。あたかもスターリンクとアレルギー性疾患の関係を否定した報道であるが、少なくともこの検査は、四四人の患者のうち、スターリンクと関わりがなさそうな人を排除した一七人を検査したもので、アレルギー性疾患になった患者の原因を調べたものであり、スターリンクがアレルギーを引き起こすか否か、を実験したものではなかった。

二〇〇〇年一二月五日には、ＥＰＡ（アメリカ環境保護局）が、専門家会議に提出された報告書の内容を公表した。その中で、スターリンクに含まれる殺虫毒素「Ｃｒｙ９Ｃ」は、アレルギーを誘発する蓋然性は中程度と判断している。アレルギー性疾患を引き起こす可能性が、初めて公式的に認められたのである。スターリンクを飼料として認めたことが、誤りだったことが改めて確認された。

農水省が動物実験

アベンティス・クロップサイエンス社の日本法人・アベンティス・クロップサイエンス・ジャパン社は、アメリカでスターリンク問題が発覚した後に、農水省に対して、スターリンクの日本での飼料販売を目指して、認可申請を提出した。二〇〇一年一月一二日、その認可申請を農水省が受けつけ、審査に入ることが発表された。常識的には、まったく考えられない申請であり、受け付けである。

このスターリンクは、食品としては厚生労働省に申請されており、継続審査となっている。それにしても、もはや作付けも、食品としての販売もできない状態に陥っている組み換えトウモロコシを、なぜ申請したのか。余っている在庫を売りさばこうとする意図がうかがえる。農水省も、なぜ在庫処理の段階にあるものを受け入れたのか。いずれにしても、まだ審査中であり、認可される目途は経っていない。

このような時期に、あえて農水省は、実質的にスターリンクを受け入れる方針を打ち出した。困り抜いているアベンティス・クロップサイエンス社に「塩を贈る」行為が発覚した。農水省自身も対応に苦慮し、スターリンクの輸入を認める形で最終的な決着を図ろうとしたのである。それは次のような形をとった。二〇〇一年三月二六日、同省の「組み換え体利用飼料等に関する懇談会」は中間報告をまとめ、飼料の安全性審査に関して、従来の「指針」から「法律」での審査義務づけに移行することを打ち出した。このことは、従来の指針に基づく安全性審査に比べて一歩前進といえる。しかし、そこにスターリンク問題を絡ませたことから、一歩前進どころか、大幅後退の様相を呈し始めたのである。

この中間報告を受けて、二〇〇一年四月一八日、組み換え飼料に関して、農水省の農業資材審議会・飼料分科会・安全性部会が、未承認作物の混入を容認する方向で、審議入りした。これまで農水省は、未承認作物はたとえわずかであろうと一切国内に入ってはならないとしていた。それが極めて非現実的な前提であることが、スターリンク事件で白日の下にさらされたのである。そのため方針を変更して、未承認作物を一定程度容認する方向で検討に入ったのである。すなわち、安全性評価の審査基準の見直しの中で、スターリンクのような未承認作物を一定の割合、混入を容認することを認める方針を打ち出そうとしたのである。

その根拠として、ニワトリとウシ、ブタを用いたスターリンク給与試験が並行して進められた。

実験で「問題なし」？

その給与試験は、まず二〇〇〇年一一月九日から、ブロイラーを用いて始まった。実験を進めたのは日本科学飼料協会で、スターリンクの殺虫毒素をつくるＤＮＡや蛋白質がブロイラーの肉などに移行しないかを評価した。二〇〇一年二月二日、農水省によって試験の結果が発表された。実験は、ブロイラー二〇〇羽を用い、一〇〇羽にスターリンクが混じったエサを投与し、一〇〇羽を対象群として設定した。

検査の結果、外見の健康状態に変化はなく、筋肉・肝臓・血液中にＤＮＡや蛋白質は移行しない、と発表された。問題はなかった、という結論である。しかし、よく見ると、この実験は、あくまでもスターリンクの殺虫毒素をつくるＤＮＡや蛋白質が肉などに移行するか否かを評価する実験でしかない。スターリンクが家畜にどのような影響をもたらすかを評価する実験ではない。家畜にもたらす影響は分からないし、その家畜を食べた時の人間への影響も分からない。

次に、牛や採卵鶏を用いて、殺虫毒素をつくるＤＮＡや蛋白質が牛乳や鶏卵に移行するか否かを試験し、その結果が、二〇〇一年四月六日に発表された。

牛はホルスタイン種の乳牛八頭で、四頭にスターリンクを三五％含んだ飼料を与え、対象群として四頭を設定した。エサを投与した期間は、一一月二四日から一二月二二日の約四週間、乳量などの変化や、血液・筋肉・肝臓でのスターリンクの殺虫毒素をつくるＤＮＡや蛋白質「Ｃｒｙ９Ｃ」の有無が調査された。乳量などにとくに変化は見られず、ＤＮ

Ａや蛋白質も検出されなかった、と結論づけられた。

採卵鶏を用いた実験は、二種類行なわれている。一つは、六〇羽のニワトリが用いられており、三〇羽にスターリンクを七〇％含んだ飼料を与え、対象群として三〇羽を設定した。エサを投与した期間は、一一月七日から一二月五日の約四週間。

もう一つは、二〇〇羽のニワトリが用いられており、一〇〇羽にスターリンクを七〇％含んだ飼料を与え、対象群として一〇〇羽を設定した。エサを投与した期間は、一月二四日から三月一四日の約六週間。両方の実験ともに産卵率などの変化や、鶏卵におけるスターリンクの殺虫毒素「Ｃｒｙ９Ｃ」の有無が調査された。

いずれも産卵率に変化は見られず、鶏卵から「Ｃｒｙ９Ｃ」は検出されなかったというものだった。その結果、いずれも問題はなく、食品に影響が出ないと結論づけたのである。

以上の実験はすべて、スターリンクが家畜にどのような影響をもたらすかを評価する実験ではない。確かに健康状態などの変化は見ている。しかし、動物に異常が起きているか否かを正確に検査したものではない。

最後は、七月一九日に肉豚の実験が発表された。これも同様の給与試験であり、去勢の雌豚を四〇頭用い、一〇頭に子豚育成用飼料、一〇頭に肉豚飼育用飼料の中に七〇％スターリンクを配合して投与した。残り二〇頭を対照群として設定し、通常のトウモロコシを配合して投与している。

その結果、いずれも健康状態に異常はなく、筋肉、肝臓、血液に、DNAや蛋白質「Cry9C」は移行しなかったという結論である。

農水省は、あえて影響が出そうなマウスやラットを用いた安全性評価の実験を行なわなかった。問題が起きそうにないDNAや蛋白質の移行実験を選んだ。この点が疑問である。それにしても、これらの実験だけでは家畜にもたらす影響は分からないし、その家畜を食べた時の人間への影響も分からない。

この実験結果をもって、スターリンクの輸入に道を開き、未承認作物の輸入を認める根拠にしようとした。しかし、このことは農水省が事実上、安全性評価を放棄することを意味する。未承認作物は、水際で一粒たりとも入れない、というのが本来の姿勢であるはず。入ってくるのを阻止するのではなく、混入しているのを前提にそれを容認する方向を打ち出したことは、もはや遺伝子汚染がコントロール不能であることを農水省自らが認めたことを意味する。

これは、遺伝子組み換え作物の破綻を意味している。もはやスターリンクなど未承認作物の混入を前提にしないと、作物の輸出入自体が成り立たないことを宣言したに等しいからである。

二〇〇二年四月二五日、農業資材審議会・飼料分科会は、正式に未承認遺伝子組み換え作物に関して、一％未満なら混入を許容する方針を認めた。「日本と同程度の安全性審査を持っている外国の審査を通過していれば」という条件がつけられているものの、これによってスターリンクの混入が、飼料に限定されてはいるものの、容認された。

スターリンク事件の経緯

二〇〇〇年

5月25日　飼料からスターリンク検出
遺伝子組み換え食品いらない！キャンペーンが、飼料からスターリンクなど未承認組み換えトウモロコシが検出されたことを発表。

9月18日　アメリカでも食品からスターリンク検出の報道
遺伝子組み換え食品を批判している消費者団体・環境保護団体の連合体「GEフード・アラート」のメンバーのひとつ、地球の友が行なった検査でスターリンクが検出され、ワシントンポスト紙が報道。

10月13日　スターリンク栽培認可の取下げ
EPA（アメリカ環境保護局）は、スターリンクの栽培認可の自主的な取下げをアベンティス社に求め、同社がそれを受け入れた。これによってスターリンクは、その後、栽培ができなくなった。

10月25日　日本の食品からもスターリンク検出

11月6日　遺伝子組み換え食品いらない！キャンペーンが、共立食品のコーンミール、商品名「ホームメードベーキング」からスターリンクが検出されたことを発表。

11月7日　ヨーロッパでも未承認コーン検出
ヨーロッパの環境保護団体・地球の友が、ヨーロッパでは承認されていない遺伝子組み換えトウモロコシが食品に混入していることを明らかにした。モンサント社の除草剤耐性トウモロコシ。

11月13日　厚生省、すでにスターリンクを検出していた事実を発表
二〇〇〇年二〜三月には、厚生省はサンプルを収集し分析を始め、九月上旬にはスターリンクを検出。ただしこの時点でははっきりスターリンクと確認できなかったため、さらに分析をつづけ、一〇月二〇日に確定。

11月15日　農水省、スターリンク検出を発表
農水省も、厚生省と同様に四〜六月にかけてサンプルを収集、一五検体中一〇検体でスターリンクが検出されたことを明らかにした。
アベンティス社、食品から撤退の可能性を示す

アベンティス社の監査重役会は、正式に同社のアグリビジネス部門をアベンティス・クロップサイエンス社として独立・分離することを決めた。

11月21日　Ｃｒｙ９Ｃが他のトウモロコシから検出

アベンティス社は、スターリンク以外のトウモロコシから、スターリンクの殺虫蛋白である「Ｃｒｙ９Ｃ」を検出し、交雑の可能性が高いことを示した。

11月29日　ロイター通信が、スターリンクでアレルギー性疾患を報道

ロイター通信が、「スターリンクでアレルギー性疾患になった患者四四人」と報道した。それに対して、厚生省はただちに、信憑性の確認なく、アレルギーの原因は不明、情報を収集すると発表。

12月5日　ＥＰＡ、専門家会議に提出された報告書を公表

ＥＰＡが、専門家会議に一二月一日付けで提出された報告書の内容を公表した。その中で、アレルギーを誘発する蓋然性は中程度と判断。

二〇〇一年

2月1日　また、食品からスターリンク検出

遺伝子組み換え食品いらない！キャンペーンが行なった検査で、ふたたび食品からスターリンクが検出されたことが発表された。マスコットフーズ社の「タコスセット」からで、スターリンク汚染の深刻さが改めて示された。

2月2日　スターリンクのブロイラー試験結果発表される

農水省は、前年一一月九日から始めていた、スターリンクのブロイラー試験の結果を報告した。実験を行なっていたのは、日本科学飼料協会で、ブロイラー二〇〇羽を用い、スターリンクの殺虫毒素をつくるＤＮＡや蛋白質が肉などに移行しないかを評価した。外見の健康状態に変化はなく、筋肉・肝臓・血液中にＤＮＡや蛋白質は移行しない、という結果が発表された。

3月1日　種子への混入が報道される

アメリカ農務省とトウモロコシ種子企業が、スターリンクがトウモロコシの種子に混入していることを発表したと報道された。今年度作付け予定の種子への混入であり、花粉の飛散による汚染の可能性が高い。

3月30日　アメリカ農務省、トウモロコシの作付け減少を発表

アメリカ農務省は、二〇〇一年度の作付け計画面積を発表した。それによるとトウモロ

コシの作付けで、遺伝子組み換え品種の割合は、九九年度が三三%、二〇〇〇年度が二五%であり、二〇〇一年度が二四%見通しということである（その後、二〇〇一年度は二六%と修正される）。この減少傾向は、スターリンク事件の影響が大きかったと思われる。

7月19日　動物実験で「問題なし」と結論
農水省は、鶏、豚、牛を用いた動物実験を終了、スターリンクを飼料に用いても問題なしという結論を出す。ただしＤＮＡや蛋白質の移行実験であり、動物への影響を評価したものではない。

10月19日　日本で作付けされる種子から検出
『週刊金曜日』とストップ遺伝子組み換え種子ネットが共同で行なった検査で、日本で作付けされる非組み換えのトウモロコシの種子から、大量の組み換え遺伝子が検出され、一つの品種からスターリンクが検出された。

11月28日　『ネイチャー』誌で原生種汚染が報告される
アメリカのカリフォルニア大学バークレー校の研究チームが、メキシコ・オアハカ州の原生種が組み換え遺伝子に汚染されていると報告。後に、メキシコ政府が調査したところ、汚染は予想以上に広がっていることが分かった。

二〇〇二年

4月25日　事実上の輸入容認

農水省農業資材審議会・飼料分科会は、未承認作物に関して一％未満の混入を認めた。これによって事実上、スターリンクの輸入が容認されたことになる。

6月　食糧援助物資からスターリンク検出

第三世界に輸出される食糧から、遺伝子組み換えトウモロコシが相次いで検出され始めており、ジンバブエのように拒否する国々も出始めている。ボリビアに輸出された援助物資の中から、スターリンクが検出され問題に。

2章

際限のない遺伝子汚染へ

未承認作物は入らない？

スターリンク事件がきっかけになって、遺伝子汚染の実態が浮かび上がっていくのである。もう少し、スターリンク事件に付き合っていただきたい。

日本では、スターリンクは認可されてこなかった。そのため、アメリカから入ってきたこと自体が問題だった。この点に関する、農水省・厚生労働省の対応を見ていくことにしよう。

両省は、それまで未承認作物は日本に入ってくるはずがない、と言いつづけてきた。遺伝子組み換え食品いらない！キャンペーン（以下、キャンペーン）が行なった第一回目の検査で、未承認作物が検出されたときの対応が、それに当たる。

コーンスナック菓子から未承認コーンが検出されたとき、両省はモンサント社とともに、「日本に未承認作物が入るわけがない」と主張した。その後、二〇〇〇年三月三一日には「スナック菓子から我が国で安全性未確認の遺伝子組換えトウモロコシが検出されたという消費者団体の指摘に対する調査について」と題する見解を発表した。その中で、「指摘を受けたスナック菓子に我が国で安全性未確認の遺伝子組換えトウモロコシが含まれている可能性はないと判断された」と結論づけた。

検査を行なったのは、厚生労働省国立医薬品食品衛生研究所と農水省食品総合研究所である。検査の内容は、月刊誌『食品工場長』（二〇〇〇年六月号）に掲載された。

その中で田部井豊・農水省生物資源研細胞工学研究室長は、市民団体の態度を批判して「科学的な議論を通して意見を主張する姿勢をもてないのであろうか」と書いている。検査の前提として、検体によって検出・不検出の差が生じるのは当然である。そんなことは、検査にかかわる人であれば、誰でもが分かることであり、両省の検査で検出されなかったからといって、結論として「安全性未確認の遺伝子組換えトウモロコシが含まれている可能性はないと判断された」と、いうことはできないはずである。また後で述べるように、農水省は、市民団体がサンプルを提供するとまでいったのに、それを拒んでいる。科学的議論を拒んでいるのは、農水省の方であった。

この第一回目の検査運動で、コーンスナック菓子から未承認のトウモロコシが検出された問題で、両省はアメリカ政府に問い合わせ、「商業栽培が行われることはあり得ない旨の情報を」得て、結論づけている。すなわち、最初から予断と偏見をもって検査したことになる。商業栽培はされていないが、試験栽培はされており、九八年には推定二三〇万トンも生産されており、九九年のスターリンクの生産量よりも多いのである。その一部が日本に入っていたと見る方が自然である。

アメリカを信じ、裏切られる

キャンペーンが行なった検査運動で、家畜の飼料やペットフードから、スターリンクを含む未承認のトウモロコシが検出された。

このことに関して、五月二五日に記者発表した翌日、キャンペーンあてに、農水省畜産局飼料流通課から詳細を知りたいという申し入れが入った。そのため資料提供を兼ねて六月八日に担当者との交渉が行なわれた。

それ以降、農水省の担当者はキャンペーンに対してさらに詳しい資料提供を求めてきたが、キャンペーンの質問に応えようとはしなかった。スターリンクが検出されたにもかかわらず、まったく対応せず、サンプルの提供を申し出ても検査すら行なおうとしなかった。しかも、最終的に次のように結論づけたのである。

「また、米国においては、(1)　種苗会社が農家に種子を販売するに当たり、農家に対してEUや日本で安全性を確認していないものを輸出に向けないようパンフレットの配布等を行ったり、(2)　とうもろこし生産者組合が農家に輸出向けに販売してはいけない品種リストを配布したり、(3)　集荷業者が農家に対して輸出向けに販売してはいけないものを分別するように注意喚起を行うなどにより分別流通に努めていると聞いています。また、米国の政府機関がこのシステムが有効に機能していると信じている旨の見解を示しております」

要するにアメリカを信じているという結論であり、アメリカがスターリンクを輸出するはずがない、だから日本に入ってくるわけがない、というのである。これを理由に検査を行なわなかったのである。農水省の対応は「科学的な議論」とはほど遠いものだった。

しかも、まもなく、このアメリカに対する信頼が音を立ててもろくも崩れていくのである。

情報隠しが発覚

その後、食品からスターリンクが検出された。汚染は飼料にとどまらなかった。飼料は農水省の管轄だが、食品は厚生労働省の管轄である。事件は、厚生労働省にも波及した。

キャンペーンが「食品からスターリンクを検出した」分析結果を発表した一〇月二五日から一二日後の一一月六日、NHKは独自の取材で、厚生労働省がすでにスターリンクを検出していた事実を押さえ、翌朝ニュースで報じた。

経過は次の通りである。二〇〇〇年二～三月には、厚生労働省はすでにサンプルを収集し、分析を始めていた。その結果、九月上旬にはスターリンクを検出していた。ただしこの時点では、はっきりスターリンクと確認できなかったため、さらに分析をつづけ、一〇月上旬には確定したというものだった。

一一月七日、NHKの報道を受けて、厚生労働省は緊急の記者会見を行ない、一八検体中七検体からスターリンクを検出したことを発表した。その時、前日は一〇月上旬としていた確定の日時を、一〇月二〇日と修正した。

これは、キャンペーンが食品からスターリンクを検出する以前に、すでに厚生労働省は検出していたことを意味する。市民の健康にかかわる重大な情報を隠していたのである。しかも、この記者会見で、なぜ検出したことを発表しなかったか、という記者の質問に対して、「何もできないので公表できなかった」と答えている。

また農水省も、一一月一三日に記者発表し、抜き取り検査の結果、一五検体中一〇検体でスターリンクが検出されたことを明らかにした。これまた、四〜六月にかけてサンプルを収集していたことが発表された。「アメリカを信じている」と回答した時点で、すでにサンプルを収集していたことになる。すでに以前から両省とも動いていたのである。

衆議院厚生委員会で民主党の石毛えい子議員が行なった質問に対して、厚生労働省の西本生活衛生局長は、アメリカに対して正式にスターリンクを輸出しないように要請したのは「一〇月二五日でございます」と答えている。すなわち、一〇月二〇日にはすでに分かっていながら、一〇月二五日にキャンペーンが検出結果を公表してから、やっと対応したということになる。

また西本生活衛生局長は、「今回の場合は、ご承知のように、アメリカでは、この残留農薬という観点から、この動物の飼料としては認められていると。ただ食品としては認められていない云々」と答えている。遺伝子組み換え食品と残留農薬の違いすら認識されていなかったのである。

ヨーロッパでも未承認コーンが

二〇〇一年三月七日、ＥＰＡ（アメリカ環境保護局）は、スターリンクの食品への混入が、飼料を単独で認可したことが原因だったとして、今後、食品と飼料を同時に認可していくことを言明した。そこには日本など、外国への輸出品の中に未承認作物が混入する事態に対する言及はなかった。

二〇〇一年四月一日から、農水省・厚生労働省の表示制度が始まった。農水省はＪＡＳ法、厚生労働省は食品衛生法に基づき、遺伝子組み換え食品の安全性評価と表示を行なうことになった。これまでは指針による規制だったため、罰則規定がもり込まれておらず、スターリンク事件への対応など、違反行為への対応策がなかった。

法制化によって、ようやく対策可能な状態がつくられ、国内に入ってくる遺伝子組み換え作物のチェックも始まった。だが、体制は未整備のままである。その上、毎日入ってくる膨大な穀物をチェックすることは不可能に近く、現実的には何も対応できなかった。

遺伝子組み換え作物はいま、アメリカ国内では、飼料・食品に関係なく流通していることが分かった。日本でも、厚生労働省や農水省が認める認めないに関係なく、食品・飼料として入ってくることが分かった。しかも、それを防ぐ手段はない。その後、種子まで汚染が拡大していることが発覚していく。それについては次章で述べることにする。

ヨーロッパでも未承認コーン検出問題が起きている。ヨーロッパの環境保護団体・地球の友は、二〇〇〇年一一月六日、ヨーロッパでは承認されていない遺伝子組み換えトウモロコシが食品に混入していることを明らかにした。問題となったのは、モンサント社の除草剤耐性トウモロコシ・GA21系統である。

この作物は、アメリカ・日本ではすでに承認されているが、ヨーロッパではまだ認められていなかった。検査を行なったのはドイツ・ジーンスキャン社である。日本のキャンペーン、アメリカの地球の友が相ついで、食品としては未承認のスターリンクを検出したのに続いて、ヨーロッパでも未承認コーンが検出されたことは、遺伝子組み換え作物の流通・輸出入のシステムが、もはや矛盾の極限に達していることを改めて示したものといえる。

アメリカ国内で作付けも流通も分離されておらず、収穫後に混ぜられて世界中に売り込まれていることから、当然の結果と考えられる。各国とも、それを防ぐ手段をもたない。

未承認ジャガイモ相次いで検出

二〇〇一年五月二四日、厚生労働省はジャガイモを用いた食品の検査結果を発表した。それによると、検査したスナック菓子、フライドポテトなど二五検体中三検体から、日本では未承認の遺伝子組み換えジャガイモが検出された。

検出された食品はハウス食品（株）が製造・販売している「オー・ザック」で、検出された未承認ジャガイモは、モンサント社が開発した「ニューリーフ・プラス」であった。

この「ニューリーフ・プラス」は、モンサント社が開発した一連の殺虫性ジャガイモ「ニューリーフ・シリーズ」の一つである。この「ニューリーフ・プラス」の前に開発された「ニューリーフ・ポテト」は、日本でも販売が認められている。

「ニューリーフ・ポテト」は、スターリンクと同じように、ＢＴ菌の毒素をつくる遺伝子を導入したもので、ジャガイモの害虫であるコロラドハムシに有効だということで作付け面積を伸ばしてきた。「ニューリーフ・プラス」は、その殺虫毒素をつくる遺伝子に加えて、ジャガイモ葉巻ウイルスに抵抗力をもたせるための遺伝子を付け加えている。そのため「プラス」という名前がつけられている。日本でも食品として流通させるために、現在、厚生労働省に申請が出されているが、いまだに承認されていない。

ハウス食品の場合、原料のジャガイモはアメリカ・カナダの四社から「非組み換え原料」という証明書付きで購入していた。しかし、実際には組み換え原料が混入していただけでなく、未承認のものが混入していたのである。

オーザックにつづいて、カルビーのポテト菓子からも未承認組み換えジャガイモが検出された。検出された未承認ジャガイモは、ハウス食品と同じ「ニューリーフ・プラス」である。

　検出したのは環境科学研究所で、六月一九日午後に保健所から同社に通知された。検出された製品は「じゃがりこ」で、「じゃがりこチーズ」と「じゃがりこうすしお味」の八検体中、四検体から検出された。製造年月日は、五月二一日から二四日で、同社滋賀工場でつくられた製品である。

　「じゃがりこ」が使用している原料は、国内産ジャガイモが五万トン、冷凍ポテト（アメリカ・カナダ）二三〇〇トン、マッシュポテト（アメリカ・中国）三〇〇トンで、アメリカ・カナダから輸入したジャガイモに「ニューリーフ・プラス」が含まれていたと思われる。

　さらに三日後の六月二二日には、ブルボンのスナック菓子「ポテルカ」からも「ニューリーフ・プラス」と「ニューリーフY」が検出された。この「ニューリーフY」もまた、未承認の遺伝子組み換えジャガイモであり、殺虫毒素をつくる遺伝子に加えて、ジャガイモ・ウイルスYへの抵抗性をもたせている。アメリカ・カナダで承認されているが、日本では申請も出されていない。この検出の結果「ポテルカ」および「ポテルカ」と同じ原料を用いていた「ポテルカインドカレー」の回収が行なわれた。

表1　未承認ジャガイモ混入（2001.5〜7）

2001.5.24	ハウス食品・オーザック
2001.6.19	カルビー・じゃがりこ
2001.6.22	ブルボン・ポテルカ
2001.7.11	森永製菓・森永ポテロング
2001.7.17	Ｐ＆Ｇ・プリングルス

七月一一日、森永製菓のポテト菓子の「森永ポテロング」からも「ニューリーフ・プラス」と「ニューリーフY」が検出された。

何故このような事態が生じたのか。現在の組み換え作物の作付け・流通の実態から考えると、起きて当然の事態であり、「再度、同じようなことが起きることが予想される」と雑誌原稿を書いて出版社に提出した後で、また検出された。今度はＰ＆Ｇ（プロクター・アンド・ギャンブル・ファー・イースト・インク）社が輸入販売しているスナック菓子の「プリングルズ」である。七月一七日に同社の検査で検出され、市場に出回っている製品約八〇万本が回収された。

すでにスターリンク事件で実証されたように、アメリカやカナダで作付けされた組み換え作物は、日本の農水省や厚生労働省が認可しようがしまいが、日本に入ってきてしまうのである。アメリカでの分離流通がきちんと行なわれていないことに加えて、遺伝子汚染が拡大し、もはや「組み換え」「非組み換え」の分離が不可能になりつつある上に、「承認」「未承認」の分離も不可能になりつつあるからだ。

二〇〇〇年における調理加熱用ジャガイモの輸入量は二九万一五七三トンで、輸入依存度は九一％に達している。アメリカへの依存度は九五％である。ポテトチップなどポテト加工食品全体では、輸入依存度は六一％で、アメリカ・カナダへの依存度は八五％である。

これだけ輸入していながら、輸出・輸入時でのチェックが行なわれておらず、チェックしようにも事実上不可能であるため、日本に入ってきてもおかしくない状況が現出していた。

組み換えジャガイモ開発状況

どのようなルートで食品メーカーのスナック菓子の中に組み換えジャガイモが入ってきたかを明らかにするために、アメリカの作付け現場から食品に加工されるまで、追跡調査を行なう必要がある。

同時に、輸入された未承認組み換えジャガイモは、他の食品メーカーの食品にも混入している可能性が高く、輸入ルートをたどって、それを調査し、市場から排除する必要があるが、厚生労働省は、それを行なうことはなかった。

根本的には、ジャガイモのように自給率が高い作物に関しては、食品メーカーも非組み換えの国内産を使うべきである。組み換えの混入する恐れのあるアメリカ・カナダ産を用いた食品メーカーの姿勢にも問題がある。

ジャガイモは、種子植物と異なり、種イモで増えていくため生産効率が悪く、作付け面積が広がってこなかった。しかしアメリカ・カナダでは、モンサント社のニューリーフ・シリーズが、少しずつとはいえ作付け面積を拡大し、一時は、全ジャガイモの作付け面積中の四%前後にまで達した。遺伝子組み換えジャガイモは、このニューリーフ・シリーズのジャガイモだけがつくられてきた。

だが、最近は風向きが変わり、このジャガイモの評判が極端に悪くなり、一挙に作付け面積が減少に向かっており、二〇〇二年には作付け面積がゼロになった。ニューリーフ・

表２　消滅した組み換えジャガイモの作付け面積（単位・エーカー）

	1999年	2000年	2001年	2002年
ニューリーフ	25956	4104	84	0
ニューリーフ・プラス	4156	3216	600	0
ニューリーフＹ	6116	2748	180	0
計	36228	10068	864	0

（１エーカーは、約40.5アール、ジャガイモはニューリーフ・シリーズのみしか作付けされてこなかった。農水省他より作成）

シリーズの三種類を合わせて、九九年三万六二二八エーカー、二〇〇〇年一万六八エーカー、二〇〇一年八六四エーカーと減少を続け、二〇〇二年には消滅した。世界中で消費者に嫌われたことに加え、マクドナルドが遺伝子組み換えジャガイモを用いない方針をとったことが、最大の理由である。

それでも、「ＭＴジャガイモ」という生長点培養と呼ばれる方法を利用した、種イモの量産方法が確立してきた。この方法を用いれば、ウイルスフリーの組み換え種イモを大量につくり出すことができる。

日本でも、九九年一月に農水省の通達によって、このＭＴ種イモを用いたジャガイモの流通が認められた。遺伝子組み換えジャガイモが登場すれば量産体制が可能になってくる。さらにモンサント社によって、デンプンの

表3　米国における大豆とコーンの作付け面積推移
遺伝子組み換え作物の作付け面積の割合

	1999年	2000年	2001年	2002年
大豆（米国）	57%	52%	68%	75%
トウモロコシ（米国）	33%	25%	26%	34%

（全作付け面積の中の遺伝子組み換えの割合）

量を変えたり、色を変えたり、水分を減らすなどの、次世代型ジャガイモが相次いで開発されている。現段階で、作付け面積がゼロになっただけであって、遺伝子組み換えジャガイモの開発は進んでおり、遺伝子汚染を拡大する要因は増えつづけているのである。

日本の食卓のアメリカ依存度

これら一連の食品汚染事件は、いまの遺伝子組み換え作物の問題点を、赤裸々に暴き出したといえる。遺伝子組み換え作物自体を全面的に禁止していかない限り、新しいスターリンク事件が用意されているといえる。

アメリカでは、スターリンク事件がもたらした波紋によって、トウモロコシの輸出競争力の低下が深刻化し始めている。米農務省が発表した作付け面積では、トウモロコシでの遺伝子組み換え品種の割合は、九九年度が三三％、二〇〇〇年度が二五％であり、二〇〇一年度が二六％である。二〇〇二年の見通しは三四％になったが、スターリンク事件がなければ、作付け面積の割合は増えつづけていたと思われる。

それでも日本は、アメリカ依存を変えていない。二〇〇〇年の日本が輸入したトウモロコシの量は、一六一一万一一八七トンで、輸入依存度は実に九九％、輸入先の九五％がアメリカである。

ある飼料関連企業の関係者によると、飼料だけに限定したトウモロコシの輸入量は一二〇〇万トン弱で、そのうち「非組み換え」として分別されているものは、わずか約六五万トンである。

ナタネの場合、カナダでの二〇〇一年の作付け面積は、前年より五％減って、約五〇％になっている。作付け面積の減少は初めてである。これは次に述べる遺伝子汚染が大きく影響した。

それにしても組み換え大豆の面積は、増えつづけている。アメリカにおける大豆の作付け面積に対する遺伝子組み換え品種の割合は、九九年度が五七％、二〇〇〇年度が五二％と減少傾向を見せていたが、二〇〇一年度は六八％であり、さらに二〇〇二年の見通しは七五％である。この組み換え大豆のほとんどが、モンサント社の除草剤耐性大豆、商品名「ラウンドアップレディ大豆」である。

ヨーロッパの遺伝子汚染事件

ヨーロッパでも遺伝子汚染が拡大している。発端は、二〇〇〇年四月一七日のことだった。カナダからヨーロッパに輸出されたナタネの種子に、遺伝子を組み換えたものが混じっていたことが、報告された。

ヨーロッパは、生態系への影響が懸念されることから、ナタネに関しては非組み換えの作付けを進めてきた。そのため、本来混じってはいないはずの組み換えナタネが、混入していたことになる。報告したのは、種子を販売したイギリスのアバンタ・シーズ社で、報告を受けたのはイギリス政府だった。

このアバンタ・シーズ社は、イギリスのアストラ・ゼネカ社とオランダ・コースン社が合弁で設立した企業で、カナダからヨーロッパ各国に種子を販売しており、一九九九年から二〇〇〇年にかけて、ナタネの種子を輸出していた。

報告を受けたイギリス政府は、事態の重大性を認識しながら、公表しなかった。その情報隠しが、結果的に事態を悪化させることになった。ヨーロッパの農家は知らないうちに遺伝子を組み換えたものが混じったナタネの作付けを進めていったのである。

作付けされた国は、確認できただけで、イギリス、ドイツ、フランス、スウェーデンに及んでいた。

この事実が明るみに出たのは、約一カ月後の五月一六日のことだった。前日の五月一五日にスウェーデンの種子企業のスヴァーロフ・ヴェイブル社が、同国の農業省に「春ナタネ（品種Ｈｙｏｌａ３８）の種子から、除草剤耐性ナタネ（ＧＴ７３系統）が、二・六％検出された」と報告した内容が、同省ホームページに公表されたのである。

この除草剤耐性ナタネは、モンサント社が開発した除草剤「ラウンドアップ」に耐性をもったナタネで、日本ではすでに、食品として輸入が認められている。だがヨーロッパでは、まだ認められていない品種だった。

組み換えナタネ廃棄へ

五月一八日からヨーロッパで一斉に、この種子汚染の報道が始まった。国によって反応は異なっていた。そのまま事態の収拾を図ろうとしたのがドイツとイギリス政府だった。イギリスはただちに、五月一九日に農業大臣のニック・ブラウンが安全宣言を出した。ドイツ政府も追って安全宣言を出した。安全宣言の根拠となったのが雄蕊（おしべ）が受精能力を失った「雄性不稔」であった。花粉が飛散する恐れがなく、たとえ飛散しても交雑を起こす可能性がないというのである。しかし、このことは「安全性の根拠」にはならない。突然変異を起こし、稔性を回復して、交雑を起こす可能性が否定できないからだ。

ドイツやイギリスとは好対照の動きを見せたのが、フランスとスウェーデン政府だった。フランスは、遺伝子組み換えナタネの廃棄を決定した。スウェーデンの動きに関しては、同国でこの問題に取り組んでいるアキコ・フリッドさんがまとめている。それによると、次のような経過をたどったようだ。

スウェーデンでは、遺伝子組み換え作物の作付けには、農業省の許可が必要である。五月一八日午後、農業省の通達に応えて、スウェーデンの種子企業スヴァーロフ・ヴェイブル社がアバンタ・シーズ社に問い合わせたところ、「畑でのナタネ栽培中に、風や蜂によって運ばれてきた遺伝子組み換えの花粉によって自然交配が起きたと考えるのが適当であろう」との回答があったという。

農業省は、作付けされた春ナタネは、遺伝子組み換えナタネによって汚染されていることは間違いないと判断し、最終的に、その春ナタネを七月七日までに処分することを命じた。残っている種子は危険物同様に扱うことや、前年収穫し残っているナタネも汚染の可能性があるとして、生産者自身が使うことのみ可能であることが、公表されたのである。

新しい遺伝子汚染が

二〇〇一年、二〇〇二年にも、カナダにおいて、また未承認ナタネの種子汚染が発覚した。日本やヨーロッパなどで販売が認められていない組み換えナタネが検出され、回収騒ぎが起きた。種子汚染を引き起こした品種は、モンサント社のラウンドアップ・レディ・ナタネ「GT200系統」である。

モンサント社は、カナダの種子企業と協議して、回収を開始した。この組み換えナタネは、カナダでは食品としても、飼料としても認可されており、作付けが進んでいる。そのため種子混入が起きたものと思われる。

しかし、諸外国で認可されていないため、混入事件が起きる可能性が強く、ヨーロッパで起きた混入事件の二の舞を避けるため、このような措置が取られたものと思われる。このようにモンサント社は、繰り返し事件を起こし続けてきた。

二〇〇〇年三月二五日、オーストラリアで遺伝子組み換えナタネがゴミ捨て場から発見された、と『エイジ』紙が伝えた。場所は、メルボルンの西三七五キロにあるモント・ガンビアー市の廃棄物処理場である。捨てられていたのは、試験栽培されていた複数の品種のナタネで、政府は、もしこの品種が雑草と交雑を起こすと、除草剤が効かない雑草、いわゆるスーパー雑草をもたらすと警告した。この事態に対してオーストラリア有機農業連盟のスコット・キニアー氏は、ただちに遺伝子組み換えナタネの栽培を停止すべきである、という声明を発表した。

二〇〇〇年、二〇〇一年と相次いで、ギリシャで作付けした綿に、遺伝子組み換え綿が混入していたことが発覚し、廃棄されるという事件も起きている。これら一連の事件は、遺伝子組み換え作物の行く末を象徴している。

スーパー雑草が出現

ナタネは虫媒花である。蜂が花粉を運ぶため、かなり距離が離れていても、他のナタネと交雑を起こしてしまう。それが、周辺にあるナタネだけでなく、雑草とも交雑を起こし、翌年蒔く種子生産用ナタネまで汚染している。

ナタネは、アブラナ科の油科植物で、種子の中の油を採取するために栽培されてきた。日本では、長い間水田での稲作の裏作として、換金作物が作付け・収穫しにくい冬につくられてきた。かつては日本全国至る所で見られた菜の花咲くナタネ畑の風景は、いまやほとんど見られなくなってしまった。

日本のナタネの自給率は、わずか〇・一％にも満たない。下北半島の横浜町などごく一部でしか大規模栽培されておらず、ほとんどを輸入に頼っている。全輸入量の九割がカナダからやってくる。最近、オーストラリア産の輸入量も徐々に増えているが、相変わらずカナダへの依存度が高い。

現在、私たちが食べているナタネ油の大半の原料は、カナダからやってきたナタネを用いてつくったものである。そのカナダでつくられている品種がカノーラ（あるいはキャノーラ）と呼ばれる、良質のナタネである。カナダでは、二〇〇一年の遺伝子組み換えナタネの作付け面積は、全ナタネの約五〇％に達している。

遺伝子組み換えナタネで最も多いのが、除草剤耐性ナタネで、現在日本で、食品として輸入が認められているのは、アベンティス・クロップサイエンス社の除草剤耐性ナタネとモンサント社の除草剤耐性ナタネである。

ナタネで当初から予測されていた問題点が、導入した遺伝子が雑草など他の植物に移行していく遺伝子汚染であった。除草剤耐性ナタネを作付けしたところ、周辺に花粉が飛び、蜂が花粉を運び、通常のナタネと交配したり、雑草と交配を起こし始めたのである。

それがヨーロッパでの種子汚染を引き起こしたり、次の世代で除草剤の効かない雑草を誕生させたりしている。このような除草剤が効かない雑草のことをスーパー雑草といい、もっとも恐れられていた事態であり、導入された遺伝子が野生植物に移行し始めたことを意味する。

カナダ・アルバータ州で行なわれた実験で、三種類の除草剤に耐性をもったナタネを作付けしたところ、至近距離にあったアブラナ科の雑草で、播いた年に一種類の除草剤に抵抗力をもった雑草が出現し、翌年には二種類の除草剤に抵抗力をもった雑草が出現し、二年後には遂に三種類の除草剤に抵抗力をもった雑草が出現してしまった。スーパー雑草は、予想以上に早いスピードで広がりを見せている。

除草剤耐性とは

除草剤耐性ナタネとは、特定の除草剤に抵抗力をもたせるように改造した作物である。

この場合、除草剤に特徴がある。ラウンドアップやバスタのような有機リン系の除草剤は、植物を無差別に根こそぎ枯らすことができる。このような無差別に根こそぎ枯らす除草剤に抵抗力をもたせると、作物以外は無差別に枯れるため、除草剤が一つですむ。しかも根こそぎ枯らすため、撒く回数も減らせる。それによって省力効果によるコストダウンが可能になり、手間ひまのかからないことが売り物で開発され、それを武器に作付け面積を拡大してきた。

アメリカ大陸のように、広大な面積にひとつの作物だけをつくっている農業に向いた作物だといえる。逆に、日本のように、家族経営で小規模に、さまざまな作物をつくっている農業では、ほとんどメリットがない作物である。

遺伝子組み換え技術によってもたらされた性質で、最も多いのが、この除草剤耐性の作物で、二〇〇一年の統計では、全体の七七%にまで達している。殺虫性と組み合わせた性質を持ったものを加えると、実に九二%に達する。除草剤に強い遺伝子は、モンサント社の農薬工場の排水口に生息していた、土壌微生物から見つけ出してきた。ラウンドアップをかけても死なない耐性を持った微生物から取り出した遺伝子である。そのため、その遺伝子を入れた作物は、ラウンドアップをかけても枯れないが、他の除草剤に抵抗力を持っているわけではないため、この除草剤耐性作物の種子を売れば売るほど、除草剤ラウンドアップもセットで売れていくことになる。農薬メーカーが開発した理由がそこにある。

しかし、その除草剤に強い蛋白質をつくる遺伝子は、作物だけにとどまっているわけではない。

トウモロコシは風媒花

トウモロコシは風媒花である。ナタネと同じように、花粉が飛散して起きる交雑によって、思いがけない広がりをもつことがある。作付けする際に、六六〇フィート（約二〇〇メートル）の緩衝地帯を設けることが、ＥＰＡ（アメリカ環境保護局）によって条件づけられていた。スターリンクを作付けした場合、周囲六六〇フィート以内に作付けされたトウモロコシは、スターリンクに準じる扱いをすることになっていたはずである。

しかし、この条件はほとんどの場合守られておらず、アメリカの環境保護団体の調査で

表4　遺伝子組み換え作物由来原料の検出の割合
（2002年6月21日、厚労省）

	商品数	非検出数	検出数	測定不能
大豆	47	31	13	3
トウモロコシ	26	10	10	6

は、スターリンクとして流通していない可能性が高いことが分かっている。しかも花粉は数キロから数十キロ離れた彼方まで飛んでいく。他のトウモロコシと交雑し、それが混入してくる可能性のある栽培面積は予測がつかない。花粉による交雑は、次世代への汚染ももたらす。種子汚染である。対策は結局、後手に回った。

二〇〇〇年一一月二一日、すでにＣｒｙ９Ｃが他のトウモロコシから検出されている。アベンティス社は、スターリンク以外のトウモロコシから、スターリンクの殺虫蛋白である「Ｃｒｙ９Ｃ」を検出している。企業自らが、すでに花粉による汚染が広がり、さまざまな他のトウモロコシと交雑していることを報告していたのである。

ついに二〇〇一年三月一日、スターリンクの種子混入が報道された。それは、アメリカ農務省とトウモロコシ種子企業が、スターリンクがトウモロコシの種子に混入していることを発表したのである。作付け予定の種子への混入であり、花粉の飛散による汚染の深刻さを物語っている。

日本に輸入される作付け用トウモロコシの種子にも、遺伝子組み換えトウモロコシが混入していた。飼料用のデントコーンの汚染であり、生産者を中心に新しく設立された「ストップ遺伝子組み換え汚染種子ネット」（以下、種子ネット）の検査によって明らかになった。その一部は、日本での作付けが認可されていない品種だった。食用として輸入されている、スウィートコーンの種子も汚染されていた。さらには二〇〇一年九月には種子ネットと『週刊金曜日』が共同で行なった検査で、ついに輸入種子からスターリンクが検出されたのである。もはや遺伝子汚染は、際限のない広がりを見せ始めたのである。

二〇〇二年六月二一日、厚生労働省医薬局食品保健部は、大豆とトウモロコシを用いた加工食品の検査結果を公表した。検査対象は、表示の上ではすべて「非組み換え」であるが、極めて高い割合で、遺伝子組み換え作物の混入が確認された。検査商品数は大豆製品が四七、トウモロコシ製品が二六、計七三である。遺伝子組み換え作物の混入が検出された商品は、大豆製品が一三（非検出が三一）、トウモロコシ製品が一〇（非検出が一〇）の計二三である。測定不能（大豆製品が三、トウモロコシ製品が六、計九製品）を除くと、トウモロコシは、検出と非検出が同数で、作付けの段階での花粉汚染、流通の段階での混入が予想以上に進んでいることが分かった。

再びスターリンク事件へ

遺伝子汚染の実態を赤裸々に示した出来事が、スターリンク事件だった。そのスターリンク事件の意味をまとめてみよう。まずは、承認・未承認に関係なく、いったん作付けされた遺伝子組み換え作物は、世界中を流通してしまうという現実を突きつけた。厚生労働省・農水省が安全性評価を行ない、輸入を認めようが認めまいが入ってきてしまうことを示した。しかも、その汚染されたトウモロコシを、輸出時や輸入する際にチェックすることは、事実上不可能であり、どの食品・飼料・種子に含まれているか分からない現実も明らかになった。

花粉による汚染の拡大が起き、通常のトウモロコシや種子生産用のトウモロコシまで汚染し、汚染の規模は予測を越えて広がった。また、何世代にもわたって汚染がつづくことが明らかになった。もはや人間のコントロールの範囲を逸脱してしまったのである。いずれも遺伝子組み換え作物が作付けされれば、必然的に起きると予測されたこととはいえ、こんなに早く現実のものになるとは考えても見なかった。

遺伝子汚染は、種子を汚染し、土壌を汚染し、生態系を破壊し、食品を汚染してきた。世界中の優秀な科学者が開発した、「画期的」と思われた改造生物が自然界を襲い、人間に襲いかかってきたのである。

科学は、絶えず自然支配を目論んできた。しかし、自然の力は、人間の英知を越えており、挫折の連続だった。遺伝子汚染もまた、人間の傲慢への自然の側が発した警告である。遺伝子組み換え作物は、抗生物質の歩んできた道と似ている。

抗生物質の教訓

抗生物質の出発点は、ペニシリンである。一九四一年にペニシリンが実用化されたとき、人類の英知がついに病原菌を克服したと思われた。ところが、この抗生物質が使われ始めると直ぐに、ペニシリンを分解する酵素ペニシリナーゼをもつ耐性菌が出現した。

耐性菌に対抗するため、新しい抗生物質が発見され、実用化されていった。ストレプトマイシン（発見が一九四四年）、クロラムフェニコール（一九四九年）、オキシテトラサイクリン（一九四九年）、エリスロマイシン（一九五二年）、テトラサイクリン（一九五三年）といったように、続々と新しい抗生物質が登場した。

しかし、抗生物質の開発と耐性菌の出現はいたちごっこであった。耐性菌に対抗するため開発した抗生物質に、すぐに耐性菌が出現した。複数の抗生物質の同時投与が始まった。しかし、その複数の抗生物質にも効かない耐性菌が出現した。除草剤が効かないスーパー雑草や、殺虫毒素に抵抗力をもった耐性害虫の出現は、これに当たるといえる。

耐性菌は、バクテリアの側から見ると、人間がつくり出した殺菌兵器に対する生き残り作戦である。人間が新しい抗生物質をつくり出すと、それをかわして生き残るものが出現する。

抗生物質に対して生き残るよう突然変異を起こしたバクテリアが、ほんのわずかの割合でも出現すれば、耐性菌はたちまち広がってしまう。抗生物質で細菌が殺されるため、繁殖しやすい状況ができるからである。また、この耐性をもたらすプラスミド（核外遺伝子と呼ばれる小さな遺伝子）が、バクテリアから自由に出入りできる能力をもっているため、耐性菌の広がりをもたらす。

例えば、赤痢菌に感染した患者に抗生物質が投与される。すると赤痢菌は死ぬが赤痢菌が獲得した抗生物質耐性能力をもったプラスミドが、大腸菌に移行する。大腸菌が抗生物質耐性をもつことになる。その耐性を獲得した大腸菌に他のバクテリアが出会うと、今度はそのバクテリアに抗生物質耐性能力をもったプラスミドが移り、耐性能力を獲得してしまう。このような形で抗生物質耐性菌は次々と拡大していくのである。

一九六〇年、画期的な抗生物質が開発された。ペニシリナーゼに分解されない抗生物質メシチリンである。これによって、ついに耐性菌の問題は解決されたと考えられた。ところが、このメシチリンにも耐性を示すバクテリア、ＭＲＳＡ（メチシリン耐性黄色ブドウ球菌）が出現し、一九七〇年代からアメリカで院内感染を起こし始めた。日本でも、八〇年代から大きな問題になったのである。

残された最後の切り札が、バンコマイシンだった。この抗生物質は、一九五六年に開発されたもので、耐性はできにくいと考えられていた。日本では、一九九一年に使用が認められた。しかし、その抗生物質にまで、耐性をもつVRSA（バンコマイシン耐性黄色ブドウ球菌）が現われ、ついに人間は対抗策を失ってしまったのである。まったく抗生物質が効かない、VRSAの院内感染症は、現在の病原微生物の状況を象徴している。

その抗生物質との闘いと同じ闘いが、いま作物の遺伝子汚染で始まった。

メキシコの遺伝子汚染事件

花粉による汚染の拡大は深刻である。ナタネやトウモロコシなど、いったん作付けされてしまえば、汚染の範囲は簡単に国境を越えてしまう。

『ネイチャー』誌二〇〇一年一一月二八日号に、カリフォルニア大学バークレー校のデビッド・クイストとイグナシオ・チャペラは、メキシコ・オアハカ州でトウモロコシの原生種が組み換え遺伝子に汚染され、生物多様性が失われる可能性が高いと警告する論文を発表した。

メキシコは九六年以来、遺伝子組み換えトウモロコシは作付けしておらず、アメリカ国境から約一〇〇〇キロも離れており、なぜ汚染が起きたのか不明な点が多かった。そのため、この遺伝子汚染の論文が、企業寄りの科学者たちの激しい批判を浴びることになった。その結果、同誌が「論文を掲載したことが間違っていた」という、撤回を行なったことから、さらに波紋が広がった。

メキシコ政府は、最初この論文を否定した。しかし、同政府による調査が進むと、汚染は想像以上に深刻であることが分かってきた。オアハカ州とプエブラ州で採取された野生種のほとんどで汚染が確認されている。原因としては、アメリカから輸入されたトウモロコシを種子として用いたため広がったと見られている。

論文執筆者たちは撤回に対して結論を変えておらず、他の科学者による反論も始まった。企業サイドに立って、論文執筆者を批判した人たちは、バークレー校の科学者や同校出身者、それにスイス・ノバルティスの関連科学者であることが分かってきた。バークレー校のバイオサイエンス学部が、数年前にノバルティス社によって乗っ取られたという事実がある。論文の執筆者は、その乗っ取りに批判的だった。今回の論文撤回が、きわめて政治的であると、イギリスの科学者メイ・ワン・ホーは指摘している。

さらにイギリス『エコロジスト』誌の中でジョナサン・マシューズは、この遺伝子汚染事件にモンサント社が深くかかわっていると述べている。アメリカカリフォルニア大学バークレー校のデビッド・クイストとイグナシオ・チャペラに対して激しい集中攻撃が起きたが、その攻撃を行なった匿名のEメール流布の発信先を手繰っていくと、cffar.orgのドメイン登録者名テオドロフ・マニュエルという名に突き当たり、さらにこの人物を調べていくとモンサント社に突き当たった。遺伝子汚染の拡大に危機感を持ったバイオ企業による謀略だったことが明らかになっていくのである。

モンサント社の世界支配進む

遺伝子組み換え作物は、通常の作物、有機農業の作物、種子生産用の作物、あらゆる作物を汚染していく。その汚染の規模は予測を越えて広がっている。また、遺伝子は遺伝するため、何世代にもわたって汚染がつづくことが明らかになった。もはや人間のコントロールの範囲を逸脱してしまったのである。

スターリンク事件は、いまの遺伝子組み換え作物の問題点を、赤裸々に暴き出したといえる。日本での組み換え作物の作付けを阻止し、自前の種子を確保し、最終的には遺伝子組み換え作物自体を全面的に禁止していかない限り、遺伝子汚染の拡大に歯止めを掛けることはできない。

にもかかわらず、遺伝子組み換え作物の作付け面積は拡大する一方である。二〇〇二年三月二六日、インド環境省の遺伝子組み換え作物の認可にかかわる委員会が、モンサント社のBT綿を認可した。世界最大の綿生産国であるアメリカでは約九〇%が遺伝子組み換えになり、第二位の中国でも作付け面積が広がっている。その結果、世界で生産される綿の約半分が遺伝子組み換えになっていると見られている。これに第三位のインドが加われば、世界の綿の大半がモンサント社の種子支配下に入る。

まもなく、ブラジルで除草剤耐性大豆の作付けが始まるかも知れない。世界最大の作付け国のアメリカでは、二〇〇二年は七五％が遺伝子組み換えになる見込みであり、第三位のアルゼンチンでは組み換えの割合が九〇％を超えており、これに第二位のブラジルが加われば、世界の大豆の大半がモンサント社の種子支配下に入る。二〇〇二年、アメリカでのトウモロコシの遺伝子組み換えの割合が三四％に達することもあり、モンサント社の穀物世界支配が一段と強化される趨勢にあるといえる。

モンサント社は、二〇〇三年の売り上げが一〇億ドル増加する可能性があることを明らかにしている。同社のヘンドリック・バーフエイリー最高経営責任者が二〇〇二年五月二一日に述べたもので、インドやブラジルでの新たな作付けを見込んでの数字である。その後、ヨーロッパでの風当たりの強さや、ブラジル経済の混迷ぶりが数字の修正を強いることになったが、鼻息はあらい。

これに加えて、後で述べるように除草剤耐性稲の開発を進め、日本でも愛知県農業総合試験場と共同で「祭り晴」を作付け実験している。北海道では、除草剤耐性小麦の作付け実験も進めている。稲と小麦の支配ももくろんでいる。世界の主要穀物がモンサント社の支配下に入る危険性が強まっている。

3章

さらに拡大するか？　プリオン汚染

日本で最初の「狂牛病」確認

一九八〇年代後半、イギリスでこれまで見たこともない新しい牛の病気が発生した。牛が、ヨタヨタッと倒れるなど異常な振る舞いをすることから、「狂牛病」の名がつけられた。この病気の牛は、狂っているわけではなく、現代の畜産技術が生み出した病気であり、むしろ犠牲者であった。正式名称は、牛海綿状脳症（ＢＳＥ）。脳の細胞が冒されて、スポンジ（海綿）状になり、最後は悲しい死に方をする感染症である。ＢＳＥとは、「Bovine（牛）Spongiform（海綿状）Encephalopathy（脳症）」の頭文字である。

この病名には、前に「伝達性」という言葉が付けられている。伝染病ではないが、羊から牛、牛から牛、牛から人間というように伝達されるため、このような表現が用いられている。長い潜伏期間を経て発病する。感染した牛は、脳が冒され、運動失調を起こし、痴呆状態になって、やがて死ぬ。治療法は、いまのところない。

この病気は、プリオンという蛋白質が変化して異常な形に変化して起きる。プリオンは変形すると分解されなくなり、凝集する。凝集したプリオンが、脳の細胞を破壊し、脳に空洞をつくりだし、スポンジ状にする。

脳を冒されるため、確実に死に至る恐ろしい病気である。これまでにも多数の恐ろしい病気はあった。コレラ、ペスト、エイズ、エボラ出血熱……、それらの病気とは明らかに異なる性質をもっていた。

ＢＳＥは、①感染症であり、遺伝する。しかも、②現状では治療法がなく、確実に死に至る。しかも、③種の壁を越えて感染するため、単に牛の病気にとどまらない。この三点に特徴があり、このような特徴をもった病気は、これまで存在しなかった。

二〇〇一年九月一〇日、農水省が「狂牛病の疑いあり」と報告、ついに日本でもプリオン汚染の拡大が始まった。

異常プリオンが原因

一九八二年、カリフォルニア大学のスタンリー・プルシナーが、当時はまだ牛では確認していなかったが、人間などで起きている同様の病気に関して、その原因物質をプリオン（Prion）と名づけた。

プルシナーは同時に、感染のメカニズムに関して、有名な「プリオン仮説」を提唱した。現在、この仮説がもっとも有力とされており、すべての対策がこの仮説に基づいて行なわれている。この仮説では、異常な形となったプリオン蛋白質は、感染すると脳まで達し、正常なプリオンを、次々と異常な形に変えていく。

この異常な形となったプリオンは、通常、消毒に使われるエタノールや、細胞を破壊するホルマリンなどの化学物質にも生き残り、強いマイクロ波や致死量の放射線を浴びせても生き残り、蛋白質を分解する酵素でも、高熱にさらしても分解されず、活性を保ち、病気を引き起こす。しかもわずかな量の感染で、正常プリオンを次々と変えていくため、極めて質の悪い、始末に負えない蛋白質である。

最終的には焼却するしかないが、六〇〇度C以下の低温では完全に不活化することはできず、八〇〇度C以上での焼却が必要である。

このプルシナーのプリオン仮説は、まだ確認されたわけではない。問題は蛋白質が感染する際にプリオンそのものが働くというこの説の肝心な部分が確認されていない点にある。まだ仮説といわれているのは、その点にあるといってよい。

通常、感染するためには、ウイルスやバクテリアのように核酸（DNAやRNA）がなければ不可能である。例えばウイルスの場合、細胞に侵入した際、その細胞のDNAの中に自分の遺伝子を潜り込ませる。潜り込んだままじっとしている間が潜伏期間である。侵入先のDNAを利用して自分を増やし、細胞を破壊してさらに感染を繰り返す。プリオンには、通常感染に必要な、そのような核酸が存在しない。

異常なプリオンがどのように正常なプリオンを変えていくのかも謎のままである。いまは、異常プリオンそのものが、正常なプリオンに直接働きかけて、異常な形に変えていくというプリオン説で説明されている。どうして異常な形になると凝集するのか、何か触媒になる物質があるのか、その点もまだ分かっていない。まだ謎が多い病気である。

感染症であることから、ウイルス学者などの間で「ウイルス説」を唱える人がまだいる。この場合、潜伏期間が長いためスローウイルスと名づけられてきた。しかし、ウイルスの痕跡を見つけだすことができないため、プリオン仮説を覆すには至っていないし、この説の弱点になっている。

通常、ウイルスやバクテリアが体内に侵入すると、免疫システムが作動して、それを攻撃する抗体ができる。その抗体が見つからないことも、ウイルスの感染ではないことを立証しているように思われる。

プリオン自体は大切な蛋白質であり、体内に侵入しても異物として認識されないため、免疫システムが作動しない。感染したか否かを抗体で検出できない。抗体ができないため、同時にワクチンをつくることができない。そのことが、BSEを治療の難しい病気にしてきた。

ウイルス説と並んで、プリオン説に疑問を持つ人たちの間から、マンガン説が提起されている。これは、イギリスの農学者マーク・パーディが提起した仮説で、有機リン系農薬「フォスメット」がプリオンの異常をもたらしたという説である。農薬が用いられたため土壌のマンガンと銅のバランスが崩れ、それがBSE発生につながったというもの。プリオン蛋白質は銅と組み合わさってつくられ、働いている。体内のマンガン濃度が高くなり、銅の濃度が低くなると正常プリオンがつくられなくなり、マンガンと結びついた異常プリオンがつくられる、という。

このようにBSEのメカニズムはよく分かっていないが、プリオンが感染すること、プリオンの変形が進み、異常なプリオンが増え、脳の細胞を冒し、スポンジ状にすることで起きる病気であることだけは、はっきりしており、この点に関しては、どの説も共通している。

プリオンとは何か？

BSEをもたらす物質がプリオンである。このプリオンは、正常な形をしている時は、牛にとって大切な蛋白質である。神経細胞にある蛋白質で、さまざまな「プリオン病」の症状から、運動や睡眠に関係する役割を果たしていると推定されている。神経細胞が集中しているのが脳であり、そのためとくに多く脳に集まっているが、脳以外にも、体の至る所に存在している。

脳の中では、延髄に多くあり、とくに閂（かんぬき）と呼ばれる延髄の中心部分に集中している。プリオン仮説に基づいて、プリオンが異常な形になる仕組みを見てみよう。

牛の脳などにある異常プリオンは、人間の口に入った後、腸から吸収される。食品中の蛋白質は、通常、蛋白質分解酵素によって、アミノ酸に分解され、腸から吸収される。吸収されたアミノ酸は、体内で再び構築され、体にとって大切な血液成分、ホルモン、筋肉などになる。

正常なプリオンは、アミノ酸に分解され吸収されるのに対して、異常な形になったプリオンは、熱でも放射線でも、電子レンジで用いるマイクロ波でも、化学物質でも活性を失わなくなっているが、同様に胃や腸の分解酵素でも分解されないため、蛋白質のまま腸から吸収される。

蛋白質は、遺伝子がつくり出す。遺伝子はアミノ酸をつなげていく。そのアミノ酸がつながったものが蛋白質である。このように遺伝子→アミノ酸→蛋白質、という流れがある。このアミノ酸のつながりは、直線状にあるわけではなく、さまざまな立体構造をとっている。その立体構造の構成要素には三種類ある。αヘリックス、βシート、そしてランダムコイルである。この三つの構成要素が組み合わさった立体構造をとっている。

図1　蛋白質の立体構造

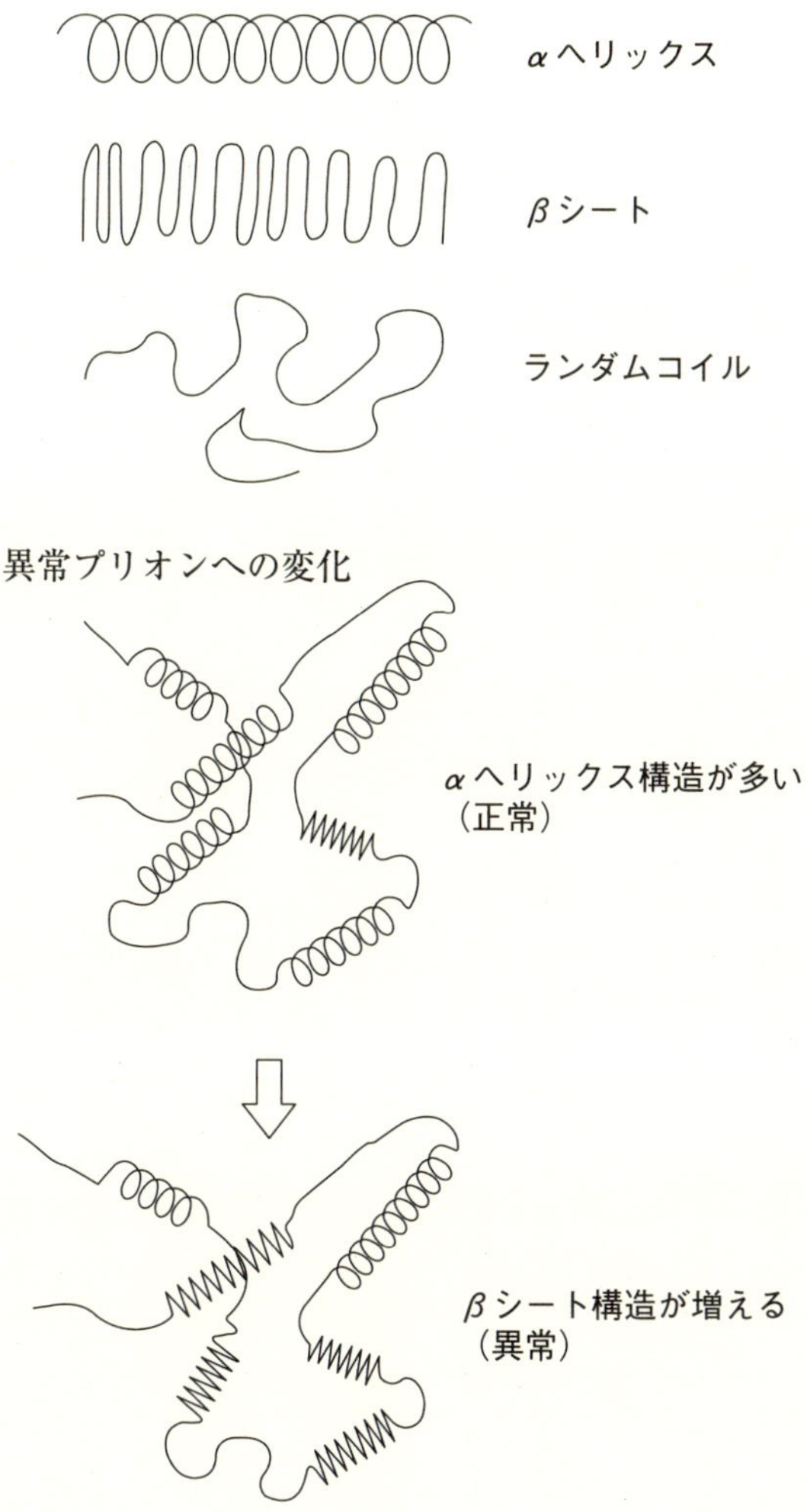

異常な形になったプリオン蛋白質は、βシート構造が増えた構造に変わってしまったものである。このβシート構造が増えると、分解されなくなり、凝集しやすくなる。βシー

ト構造は、眼の水晶体のように分解され難い状態で役割を果たす際には重要だが、プリオンのように分解される構造をとって役割を果たす際には極めて有害な構造であると見られている。この構造が増えると分解されなくなり、病気を引き起こす。

体内に取り込まれた異常なプリオンが、なぜ脳まで達することができるのか、まだよく分かっていない。羊の場合は、リンパ系を経て脳に達すると考えられているが、牛の場合は神経細胞を経て脳に達する説が有力になっている。いったん抹消神経にとりついた異常なプリオンによって、正常なプリオンを異常な形に変えるドミノ倒しが起きる。徐々に脳に向かい、やがて脳に達した異常プリオンは、そこにある正常なプリオンを次々と異常な形に変えていくのではないか、というのだ。

蛋白質は絶え間なくつくられ、分解されている。プリオンもまた、つくられては分解されているが、次々と異常な形に変形されたプリオンは、分解されないため蓄積していくことになる。蓄積し凝集したプリオンは、神経細胞を冒し、脳の細胞に破壊的に作用し始める。その結果、脳がスポンジ状になって行く。脳は、体の中心部分であり、ほとんどの機能を支配しているため、脳が破壊されると生命は維持できなくなる。ＢＳＥの場合は、主に運動失調が起き、間もなく死に至る。

プリオンが異常になり、脳がスポンジ（海綿）状になる病気は、牛だけではない。数多くの生物で見られ、略称して「プリオン病」ともいう。特定の動物には、プリオン蛋白質をつくる遺伝子がある。人間の場合は、二〇番染色体の上にあるが、その遺伝子が突然変異を起こし、世代を越えて受け継がれることによって起きる遺伝性のプリオン病がある。人間以外の動物でも、散発的に起きるプリオン病の中に、一定の割合で遺伝性の病気が含まれていると考えられる。

「神経質な動物」ほど感染しやすいと見られている。プリオン病は、例えば、ミンクの海綿状脳症（感染性ミンク脳症）では、血液に強い感染力があったり、糞にも感染力があるといった、他の生物種には見られない性質や症状がある。また、牛からネコは感染するのに、イヌは感染しないなど、種の壁もある。

それでも、羊のスクレイピーが牛に感染し、牛の病気が人間に感染するように、種の壁を越えて感染する点に特徴があり、それがこの病気の怖さになっている。

羊のプリオン病である「スクレイピー」には二種類ある。第一のタイプが、スクレイピー（痒がってこすりつける、という意味）という病気の名前の由来にもなった、痒がるタイプである。第二のタイプは運動失調が起きるタイプである。第二のタイプが、感染して、BSEが広がった。

スクレイピーにかかった羊を肉骨粉にして飼料に混ぜ、牛に与えたためにBSE感染牛が広がり、いったん感染した牛がさらに肉骨粉となって飼料に混ぜられ、共食いさせたために、牛の間で爆発的に拡大した。絶対に肉を食べず、共食いしない草食動物の牛に、無理やり羊の肉骨粉を与えたために感染し、さらに共食いさせたために爆発的に広がったのである。

変異型クロイツフェルト・ヤコブ病

プリオンは、蛋白質である。蛋白質に異常が起きると、生物は病気になりやすい。人間の病気で、蛋白質の異常が原因で起きる病気は数多くある。とくに蛋白質が分解しないで起きる病気は多く、プリオン病以外にもある種のがん、自己免疫疾患、炎症、脳神経疾患などがあげられる。代表的な病気に、それぞれ子宮頚部がん、重症筋無力症、慢性膵炎、アルツハイマー病がある。

人間には、もともとから存在してきたプリオン病がある。代表的な病気は、クロイツフェルト・ヤコブ病（略称・ヤコブ病）であるが、その他にも、クールー、ゲルストマン・ストロイスラー・シャインカー病（略称・シャインカー病）、致死性家族性不眠症がある。

もともとから存在してきたヤコブ病には三つの種類がある。孤発性（散発性）ヤコブ病、家族性ヤコブ病、医原性ヤコブ病である。孤発性（散発性）ヤコブ病は、約一〇〇万人に一人の割合で、原因がわからない状態で起きるものであり、家族性ヤコブ病は、遺伝して起きる病気である。医原性ヤコブ病は、ヤコブ病患者の臓器や組織などを移植することで起きる病気で、主に硬膜移植（脳を被覆している硬い膜）や、発育異常や不妊治療などに用いる脳下垂体ホルモンによって引き起こされてきた。日本でも、硬膜移植によってヤコブ病になった被害者やその家族によって、「薬害ヤコブ病」訴訟が起こされた。医原性ヤコブ病は、感染して起きた病気である。

クールーもまた、感染性の病気であり、ニューギニアのフォア族の人たちの間で行なわれていた、死者を食べる習慣から、代々受け継がれていった。現在はその習慣がなくなり、病気も自然消滅している。

運動失調を主な症状にしているシャインカー病、睡眠障害を主な症状にしている致死性家族性不眠症は、家族性ヤコブ病と同様に、遺伝子に突然変異が起きて、引き起こされる遺伝性の疾患である。遺伝子のキズが受け継がれていくことで、代々受け継がれて行く。このように、遺伝性の病気があり、感染性の病気がある点に、プリオン病の特徴がある。遺伝して感染する病気は他にない。

ヤコブ病の中に、新しく変異型ヤコブ病が加わった。牛の異常プリオンが、種の壁を越えて人間に感染して、ヤコブ病を引き起こしたのである。この病気は、症状が羊のスクレイピーの第二のタイプに似ており、羊から牛、牛から人間へと感染したことが、このことから推測されている。

変異型ヤコブ病は、牛肉などの牛製品を通して広がった食品公害事件である。その症状等は、もともとから存在していたヤコブ病とは大きく異なる。孤発性ヤコブ病は、一般的に潜伏期間が長く、ある程度年齢を積み重ねないと発病しないのに対して、変異型ヤコブ病は、潜伏期間が短く、若い人での発症例が見られる。変異型ヤコブ病は、運動失調が主体で、「痴呆」が主体の従来のヤコブ病とは、症状が異なる。脳の中でのプリオンの集積の仕方も異なる。変異型ヤコブ病とＢＳＥは共通点が多く、牛からの感染だと結論づけられた理由がそこにある。

種の壁を越えて感染した

ＢＳＥは、イギリスで大発生したが、イギリス政府はこの牛の病気が人間に感染するわけがないと考え、積極的な対策を講じなかった。蛋白質が感染するという事態は、常識的にはあり得ないし、ウイルスやバクテリアなどとは異なり、種の壁を越えて感染することなどあり得ない、と考えていた。その根拠になったのが、羊のスクレイピーが人間に感染したことがないという点だった。羊から人間への感染がない以上、羊から牛に感染したＢＳＥも、人間に感染するわけがないと考えられた。しかし、実際は感染することが分かった。羊から牛に感染した時に、人間に感染する形に姿を変えたものと思われる。

このように第一に、蛋白質が感染するか否かという点、次いで第二に種の壁を越えるか否かという点に加えて、さらに第三に親子感染するか否かという点が焦点だった。

羊から牛、牛から人間といったように、種の壁を越える感染を「水平感染」といい、親子感染のように世代を超える感染を「垂直感染」という。イギリス政府は、この両者に関して、あり得ないことだと考え、対策をお座なりにしてしまった。

イギリス政府が、牛から人間への感染の可能性を認めたのは、最初の病気の牛が確認されてから一〇年後の、一九九六年三月二〇日のことだった。変異型ヤコブ病にかかった人が続出し始めたからである。これまでのヤコブ病とは異なり、若年での発症と、BSE牛と似た症状や特徴を持っていることから、認めざるを得なかった。この変異型ヤコブ病は、九五年一〇月に『ランセット』誌に掲載された、一六歳の女性と一八歳の男性の症例が、最初の報告例である。

この一〇年という遅れが、二〇〇一年までに、イギリスだけで約一八万頭の牛をBSEに感染させ、約四八〇万頭を処分させる結果になった。しかも、多数の変異型ヤコブ病の患者をもたらしてしまった。治療法のない、確実に死に至る悲惨な病気の犠牲者は、英国政府の発表では、二〇〇一年一一月現在、一一一名に達している。しかも、最初にBSEが確認されてから一五年たったいま、数を増やしつつあり、これから何人患者が出るか分からない状況にあるが、イギリス政府の見通しでは、最終的に三〇〇〇人程度と予測されている。

このイギリスでの高いBSE発生率が、外国に波及していった。とくにヨーロッパへの影響は深刻で、ポルトガルを始め、スイス、フランス、ドイツなど一五カ国でBSEが確認された。ヨーロッパ以外ではイスラエルと日本で発生、計二二カ国（二〇〇二年八月現在）に達し、輸入による発生を加えると二五カ国に達しており、さらに拡大している。

現在、種の壁を越えて感染する「水平感染」に関しては認めざるを得ない状況になっているが、まだ国際的に認められていないのが、垂直感染である。羊の場合は、胎盤によって、母子感染が起きるため、スクレイピーは受け継がれてきた。それに対して、牛は、母乳や血液によって感染するか否かが問題になり、これまでは否定されてきた。

しかし、マウスでの実験で初乳感染が確認され（リチャード・W・レーシー『狂牛病』より）ており、最近では、プリオニクス社が牛の尿の中からプリオンを検出する方法を確立し、

表５　世界のBSE発生状況（2002年8月5日）

国＼年	1989	1990	1991	1992	1993	1994	1995	1996	1997	1998	1999	2000	2001	2002	発生総合計
オーストリア	0	0	0	0	0	0	0	0	0	0	0	0	1		1
ベルギー	0	0	0	0	0	0	0	0	1	6	3	9	46	18	83
チェコ共和国	0	0	0	0	0	0	0	0	0	0	0	0	2	0	2
デンマーク	0	0	0	1**	0	0	0	0	0	0	0	1	6	1	9
フィンランド	0	0	0	0	0	0	0	0	0	0	0	0	1		1
フランス	0	0	5	0	1	4	3	12	6	18	31	161	274	91	606
ドイツ	0	0	0	1**	0	3**	0	0	2**	0	0	7	125	54	192
ギリシャ	0	0	0	0	0	0	0	0	0	0	0	0	1		1
アイルランド	15	14	17	18	16	19	16	73	80	83	91	149	246	183	1020
イスラエル	0	0	0	0	0	0	0	0	0	0	0	0	0	1	1

イタリア	0	0	0	0	0	2**	0	0	0	0	0	0	48	4	54
日本	0	0	0	0	0	0	0	0	0	0	0	0	3	1	4
リヒテンシュタイン	0	0	0	0	0	0	0	0	0	2					2
ルクセンブルク	0	0	0	0	0	0	0	0	1	0	0	0	0	0	1
オランダ	0	0	0	0	0	0	0	0	2	2	2	2	20	10	38
ポーランド	0	0	0	0	0	0	0	0	0	0	0	0	0	1	1
ポルトガル	0	1**	1**	1**	3**	12	15	31	30	127	159	149	110	18	657
スロヴァキア	0	0	0	0	0	0	0	0	0	0	0	0	5		5
スロベニア	0	0	0	0	0	0	0	0	0	0	0	0	1		1
スペイン	0	0	0	0	0	0	0	0	0	0	0	2	82	70	154
スイス	0	2	8	15	29	64	68	45	38	14	50	33	42	8	416
英国	7228	14407	25359	37280	35090	24438	14562	8149	4393	3235	2301	1443	1189		182034*

*：1988年以前も含む，**：輸入による発生。農林水産省報道発表資料より

表5-2　輸入によるBSE発生状況（頭数）

国・地域／	例数	発生年
カナダ	1	1993/11
フォークランド諸島	1	1989
オマーン	2	1989

農林水産省報道発表資料より

東北大学大学院の北本哲之教授が血液や脊髄液で検査ができる方法を確立している。このように、血液や尿からプリオンが検出されてきたことは、垂直感染の可能性もあり得ることを示している。

現在、日本政府を含めて、各国政府の対応は、垂直感染が起きないことを前提に対策が進められており、そのため原因究明の際に、最初から垂直感染の可能性が外されているが、今後は見直しが求められる状況にある。

対策を怠ってきた農水省

農水省は、本気になってＢＳＥの侵入を防がなかった。まず、イギリスでＢＳＥが広がった際に、その教訓を学び、生かすことを怠ってきた。

農水省が、ＢＳＥ対策に乗り出したのは、イギリスで牛から人間に感染する可能性が指摘された一九九六年以降である。肉骨粉を牛の飼料に用いることに対して、各国によって違った対策がとられたが、日本の場合は、法的規制を行なわず行政指導にとどめたのである。その結果、たくさんの牛が肉骨粉を食べつづけることになる。日本でＢＳＥが発生した原因として、もっとも有力視されているのが、この飼料の肉骨粉である。

さらにヨーロッパなど一七カ国からの肉骨粉などの輸入を全面的に禁止したのは、なんと二〇〇一年に入ってからである。二〇〇〇年末まで、豚や鶏などの飼料としては、ＢＳＥ発生国から大量に、堂々と入ってきており、それを牛が食べつづけ、その牛が肉骨粉になっていた。まして年間約一六万頭いるといわれる病死した牛の場合は、と畜場に行くこともなく、肉骨粉にされていた。

二〇〇〇年の肉骨粉輸入先は、多い国から、一位はオーストラリアで、次いでニュージーランド、イタリア、デンマーク……という順番であった。この中で特に問題になっているのが、三位のイタリアである。この国はＢＳＥ発生国であり、その肉骨粉が加圧されずに日本に入ってきていた。

現在は国際獣疫事務局（OIE）の基準に基づいて、一三三度C、三気圧、二〇分の消毒によって始めて異常プリオンは不活化するとされている。そのうち三気圧の加圧が行なわれなかったため、不活化されないまま日本に入ってきたと考えられている。しかも最近の知見では、高濃度の場合は、このOIEの基準でも全部を不活化することはできないことが分かってきた。

さらにNHKの調査で、このイタリア産にはBSEが高い割合で発生しているアイルランドの肉骨粉も混入していたのである。

このようにBSE拡大を防ぐ対策を日本政府は取ってこなかっただけでなく、ヨーロッパからの警告も無視した。ヨーロッパ委員会の専門家委員会は、日本でも牛や羊の臓器・肉骨粉をイギリスから輸入していた時期があるため、BSE感染牛が広がる可能性がある、と警告を発し、発生の危険性のある国にランクを変更した。それに対して農水省は、三回にわたって抗議の書簡を送付し、担当者まで派遣している。しかも熊沢英昭事務次官が、二〇〇一年六月一八日の記者会見で、「日本は極めて安全性が高い」と強調した発言を行ない、その警告を全面的に否定していた。その否定の発言からまもなく、感染牛が発見された。この発生前の対応が、まず生産者や消費者の不信感を植えつけた。

無責任な農水大臣の発言

農水省は、発生前だけでなく、感染牛が確認された後の対応も、本気になって取り組まなかった。そのことが、生産者や消費者の不信感を増幅した。まず原因究明を行なう気がないとしか思えない、投げやりな対応がつづいた。

二〇〇一年九月二二日、正式に第一頭目のBSE感染牛が確認された。その後、一一月二一日に第二頭目が、一一月三〇日に第三頭目が、さらには二〇〇二年に入り、五月と八月に第四頭目、五頭目が確認された。その五頭の牛は出生時期が近い、同じ代用乳を使っていた、など共通点はあるものの、どのように感染したのか、いまだにはっきりしていない。

武部勤農水大臣は、地元北海道の中標津町で二〇〇一年一二月二六日に開かれた意見交換会で「感染が解明されないことは、酪農家の皆さんにとってそんなに大きな問題なのだろうか」「給食に牛肉をださないのは情緒的だ」と語った。BSE発生の責任を取らないだけでなく、このような開き直った態度を示したため、地元の酪農家から激しいヤジが起きた。

感染牛の処理の方法もまた、いい加減であった。第一頭目のBSE感染牛のその後に関しても、最初は焼却処分にしたといいながら、後に、実は茨城県の肉骨粉製造業者「関東ケミカル」によって肉骨粉にされた後、徳島市の徳島化製事業協業組合に流れ、徳島県と愛媛県の飼料メーカーを通じて、鶏や豚、養殖魚の飼料になっている可能性があることが分かった。その後、まだ使われていなかったと修正されたり、実態は不明なままである。

抜本的対策も怠っている。「狂牛病騒動」が始まり、生産者・消費者の声に押された形で、BSE発生直後の二〇〇一年一〇月四日に、肉骨粉の使用を全面禁止した。一〇月九日には省令を改正して、全面禁止措置の方針を打ち出しながら、一カ月もたたない一一月一日には、早々と「豚や鶏」の飼料に限って、「豚や鶏」の肉骨粉の使用を認める措置を講じた。ペットフードに関しても、豚や鶏の肉骨粉の使用を認めた。舌の根も乾かないうちとは、このことである。

図2　4つの危険部位（特定危険部位）

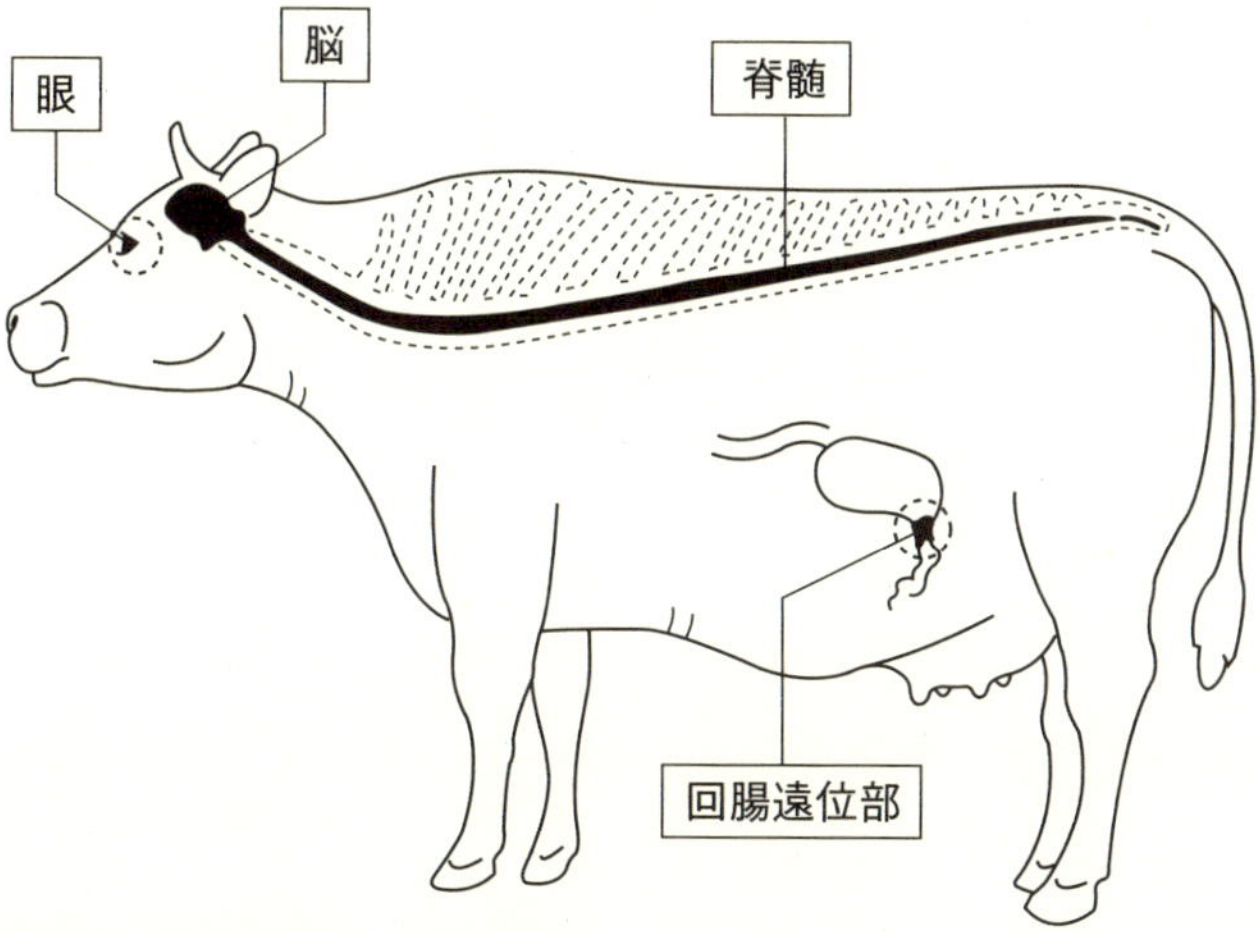

臓器別の感染伝播リスクの分類
（スクレイピーのヒツジ及び山羊からの組織等の感染性実験に基づく分類）

カテゴリー	感染伝播リスク	臓器等
I	高リスク	脳、脊髄、眼
II	中リスク	回腸、リンパ節、近位結腸、脾臓、扁桃、（硬膜、松果体、胎盤）、脳脊髄液、下垂体、副腎
III	低リスク	末梢結腸、鼻粘膜、末梢神経、骨髄、肝臓、肺、膵臓、胸腺
IV	リスクなし	血液凝固物、便、心臓、腎臓、乳腺、乳、卵巣、唾液、唾液腺、精嚢、血清、骨格筋、精巣、甲状腺、子宮、胎児組織、（胆汁、骨、軟骨、結合組織、髪の毛、皮、尿）

（出典：欧州医薬品庁Note for Guidance on Mininising the Risk of Transmitting Animal Spongiform Encephalopathy Agents via Human and Veterinary Medicalnal Products）
（注）かっこ内の臓器は、上記スクレイピーのヒツジ及び山羊からの組織等の感染性実験には含まれていないが、他の研究報告により示唆されたもの。

肥料としては、牛の肉骨粉の在庫処理を認めようとしたが、さすがに解禁するまでには至らず、継続審議となった。もし肥料として環境中にばらまくと、野生生物に感染する危険性が強まる。

動物性飼料そのものは、まだ大量に使われている。その動物性飼料でもっとも多く使用されているのが、魚粉である。その魚粉の中には蛋白質の調整用に肉骨粉が使用されているものがあった。規制の網の目をくぐり抜けてきたことになり、感染源のひとつとして疑われている。肉骨粉対策がまともにできない、このような農水省の体質では、ＢＳＥ感染牛は、さらに数を増やして行くことになりそうだ。

全頭検査で安全は確保できるか？

厚生労働省は、牛肉の消費が落ち込んだため、消費者の信頼を取り戻すために牛の検査を行なう方針を打ち出した。当初は、三〇カ月齢以上の牛のみの検査としていたが、それでは生温いという批判が相次ぎ、二〇〇一年一〇月一八日から、と畜場で食肉となる牛をすべて検査する「全頭検査」を始めた。同省は、この検査によって食肉の安全は確保できるといっている。

現在の検査方法は、一次スクリーニングで、バイオラド社製のエライザー法が用いられており、この検査で陽性と出た牛だけ、二次検査にまわされる。そのため一次検査がポイントになる。この一次検査で見逃したものは市場にでてしまうからである。

検査は、と畜後に行なわれる。まず脳を取り出し、脳の中でもプリオン蛋白質の凝集度の高い延髄を取り出し、さらにその中の閂（かんぬき）と呼ばれる部分を取り出して検査している。プリオンは異常になった時、凝集することで脳の細胞を冒すため、現在の検査方法は、そのプリオンの凝集の具合を見て判定している。

取り出した閂の部分に、まず蛋白質分解酵素をかける。この分解酵素によって、正常なプリオンは分解されるが、異常なプリオンは分解されずに残る。その異常なプリオンを検出するために「モノクローナル抗体」と呼ばれる特殊な抗体を用いている。この抗体はプリオンにだけ結合するものである。この抗体に、さらに色素で目印をつけた抗体を結合させることで、「色の濃淡」という目で見える形で判定している。

現在の検査技術は、少量のプリオンでは検出できないという、決定的な弱点をもっている。脳の中で異常プリオンがよほど凝集した牛でない限り、検査に引っかからないのだ。すなわち感染した牛を確認するものではなく、かなり異常プリオンが凝集した牛、病気が進行した牛を確認するにすぎない。そのため、いくら全頭を検査しても、安全性は保証できないのである。

現在、多数の感染牛が市場に出ているものと思われる。そのため、もう一つの歯止めとして「危険四部位」の除去が行なわれている。その四部位とは、国際獣疫事務局（ＯＩＥ）の基準による脳、脊髄、眼、回腸遠位部である。回腸遠位部とは、盲腸の接続部分から二メートル程度である。それらの個所にプリオンが多数存在するからである。

危険四部位を除去すれば、感染力はほぼなくなると考えられる。しかし、それで本当に大丈夫かというと、はっきりしたことは誰もいえない。また、果たしてこの四部位が完全に除去できるか否かも問題になってくる。とくに問題なのが、脊髄である。背割りと呼ばれる作業の際に、脊髄が飛散して肉等を汚染する可能性も否定できない状態である。というのは、まだ一〇〇％脊髄を除去する技術が確立していないからである。

牛肉や牛乳は大丈夫か？

これまで、プリオンがどれだけ感染力をもっているか、さまざまな動物実験が行なわれてきた。直接ＢＳＥ牛の脳を食べさせたり（経口実験）、血液や脳内に接種したり（接種実験）してきた。

接種実験では、異常プリオンはごく微量でも感染し、正常なプリオンを異常な形に変える力をもっている。それに対して、経口実験では消化器系を経るため、ある程度の量の異常プリオンが必要であり、簡単に感染せず、発病の可能性が低くなる。

それでも摂取で感染・発病の可能性があるだけでなく、治療法がなく、確実に死に至るとなれば、消費者が牛肉の購入を手控えるのは必然である。このような事態は、最初から予測されていた。だからこそ絶対にＢＳＥを日本に入れてはいけなかったのである。

実際に入ってしまったいま、もはや小手先の対策ではＢＳＥの根絶は不可能だといえる。農水省も厚生労働省も牛肉は安全だといいつづけている。政治家による、焼き肉を食べるデモンストレーションも行なわれている。ただでさえ信用されていない人たちが、食べて見せても、さらに信用が無くなるだけである。

はたして牛肉は安全なのだろうか。感染牛は出回っている可能性が高く、脊髄が飛散する可能性がある以上、一〇〇%の安全性が確保されているとはいえない。しかも肉は筋肉だけで成り立っているわけではない。肉を構成するものに感染の可能性のある末しょう神経などがある。また骨髄も感染が確認されており、骨に近い部分の肉は、より安全性に問題が出てくる。

脳、脊髄、眼、回腸遠位部の危険四部位以外にも、身体中至る所に、プリオンは存在している。この四カ所はとくに危険な部位であって、他の部位が安全だということではない。肉の構成要素をあげていけば、牛肉が一〇〇%安全だということはいえなくなってくる。

牛乳や乳製品はどうだろうか。現在のところ牛乳から感染した事例は報告されていない。きわめて安全度は高いと思われるが、血液や尿から異常プリオンが検出できる以上、一〇〇%安全と断言はできない。とくに初乳は蛋白質が多く、マウスを用いた実験で、初乳での感染例があることから、これも一〇〇%安全とは言えない。

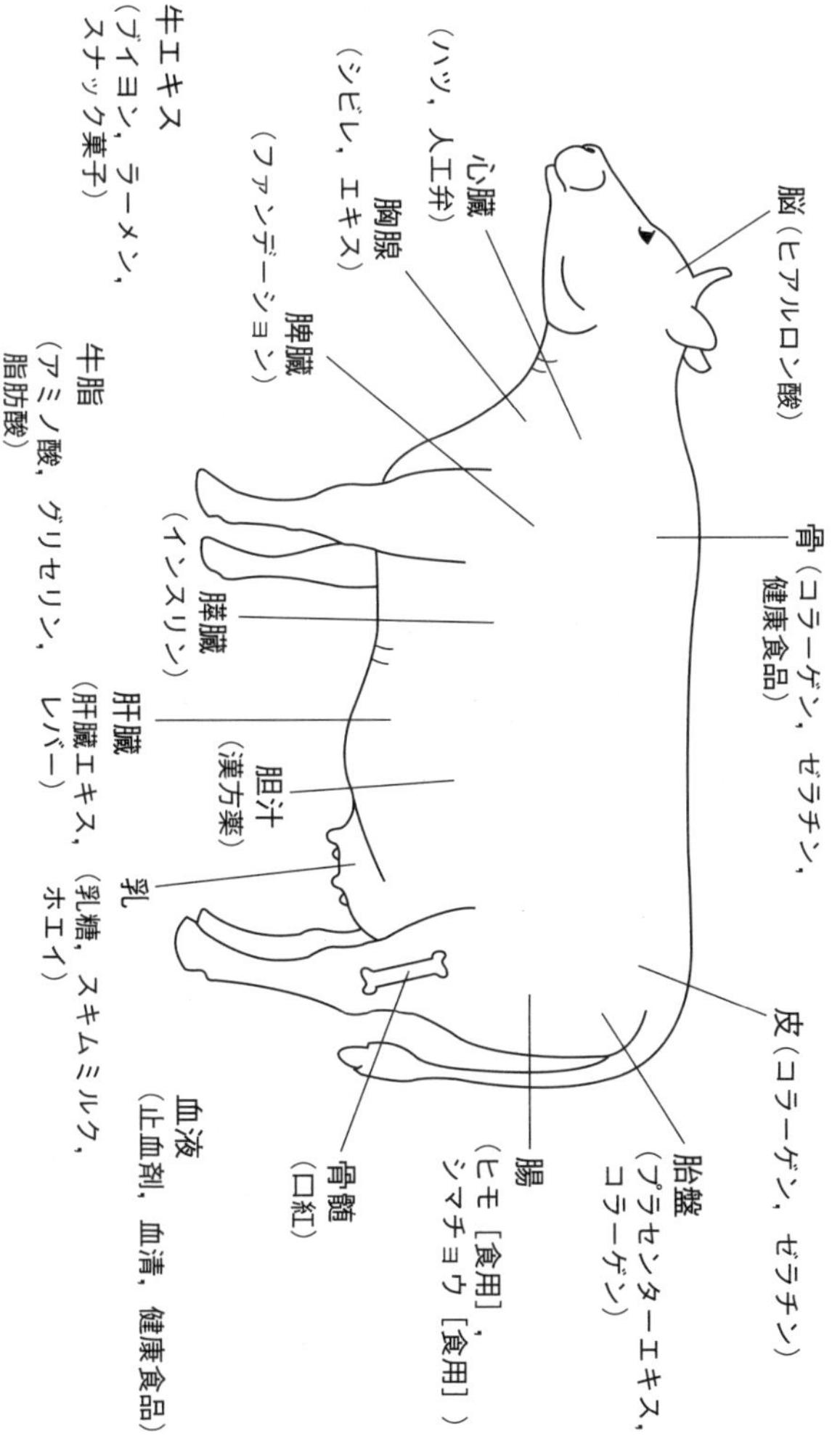
脳（ヒアルロン酸）
骨（コラーゲン，ゼラチン，健康食品）
皮（コラーゲン，ゼラチン）
胎盤（プラセンターエキス，コラーゲン）
腸（ヒモ［食用］，シマチョウ［食用］）
骨髄（口紅）
血液（止血剤，血清，健康食品）
乳（乳糖，スキムミルク，ホエイ）
胆汁（漢方薬）
肝臓（肝臓エキス，レバー）
膵臓（インスリン）
脾臓（ファンデーション）
胸腺（シビレ，エキス）
心臓（ハツ，人工弁）
牛脂（アミノ酸，グリセリン，脂肪酸）
牛エキス（ブイヨン，ラーメン，スナック菓子）

図3　牛の主な使われ方

食肉や乳製品以外で、もっとも多く食品として用いられているのは、ビーフエキスや牛脂である。ビーフエキスや牛脂は、と畜場で食肉として用いられない部分を絞り取り出される。残りが肉骨粉となる。

牛脂は、脂肪酸やグリセリンなどの原料になっている。脂肪酸は、化粧品・石鹸・界面活性剤に使われている。グリセリンは、化粧品だけでなく、食品添加物にもよく使われており、香料にも用いられている。

ビーフエキスもまた、ブイヨンとしてスープやシチュウ、インスタント麺、調味料やカレーなどに広く用いられている。香料に用いられるケースもある。

その他にも、骨や血液、皮などがよく利用されており、利用されない個所がないといってもよいくらいだ。骨は骨髄があるため、気をつけなければいけない組織である。しかも食品に広く用いられているゼラチンの原料になっている。ゼリーは、ゼラチンを用いた代表的な製品である。その他にもババロアやムース、アイスクリームなど、さまざまな食品に使われている。骨粉は、ブイヨンの原料や、カルシウム添加物として健康食品などに用いられている。

表6　動物性飼料輸入量

	1975年	1985年	1995年
肉骨粉	77,993トン	164,139トン	231,963トン
総計	198,433トン	366,529トン	924,709トン

（肉骨粉輸入先1位オーストラリア、2位ニュージーランド、3位イタリア、4位デンマーク（2000年））農水省データより作成

血粉は、ハム・ソーセージの蛋白質強化・乳化力強化に用いられている。また、鉄分増強を謳い文句に健康食品の「ヘム製品」にも用いられている。

皮もまた、ゼラチンに使われている。このゼラチンは、食品以外にも、例えばくすりのカプセルとして用いられている。健康食品などに広く用いられているコラーゲンもまた、牛の皮からつくられており、化粧品にもなくてはならない原料になっている。

胎盤は、歯磨剤や化粧品の美白剤の原料プラセンターエキスになっている。

このように日常食卓に登場する食品以外に、化粧品や医薬品など、たくさんの製品に牛は使われている。牛は多様な製品に用いられており、肉骨粉自体も、飼料としてだけでなく、肥料にも用いられてきた。

生産効率至上主義

家畜の動物性飼料は、主に魚粉と肉骨粉である。畜産で生産性を向上させるために、トウモロコシや大豆かすなどと一緒に、飼料の中に混ぜられ、濃厚飼料として用いられてきた。

いまの畜産は、過度の価格競争を農家に強いてきた。畜産経営を維持するためには、家畜の成長を早めたり、乳量を増やしたり、乳脂肪率を増やさざるを得なかった。そのことが、農家だけでなく、家畜にも過度の負担をもたらしてきた。生産効率向上のひとつの手段が、牛に肉骨粉を与えたり、共食いを強制させることだった。

日本では四頭のＢＳＥ感染牛が確認されているが、いずれも乳牛である。牧草だけを食べていた頃の乳牛は、一回の出産による乳量が、約四〇〇〇キロリットルだった。いまや肉骨粉入り濃厚飼料を食べさせられることで七〇〇〇から一万キロリットルも出すようになった。

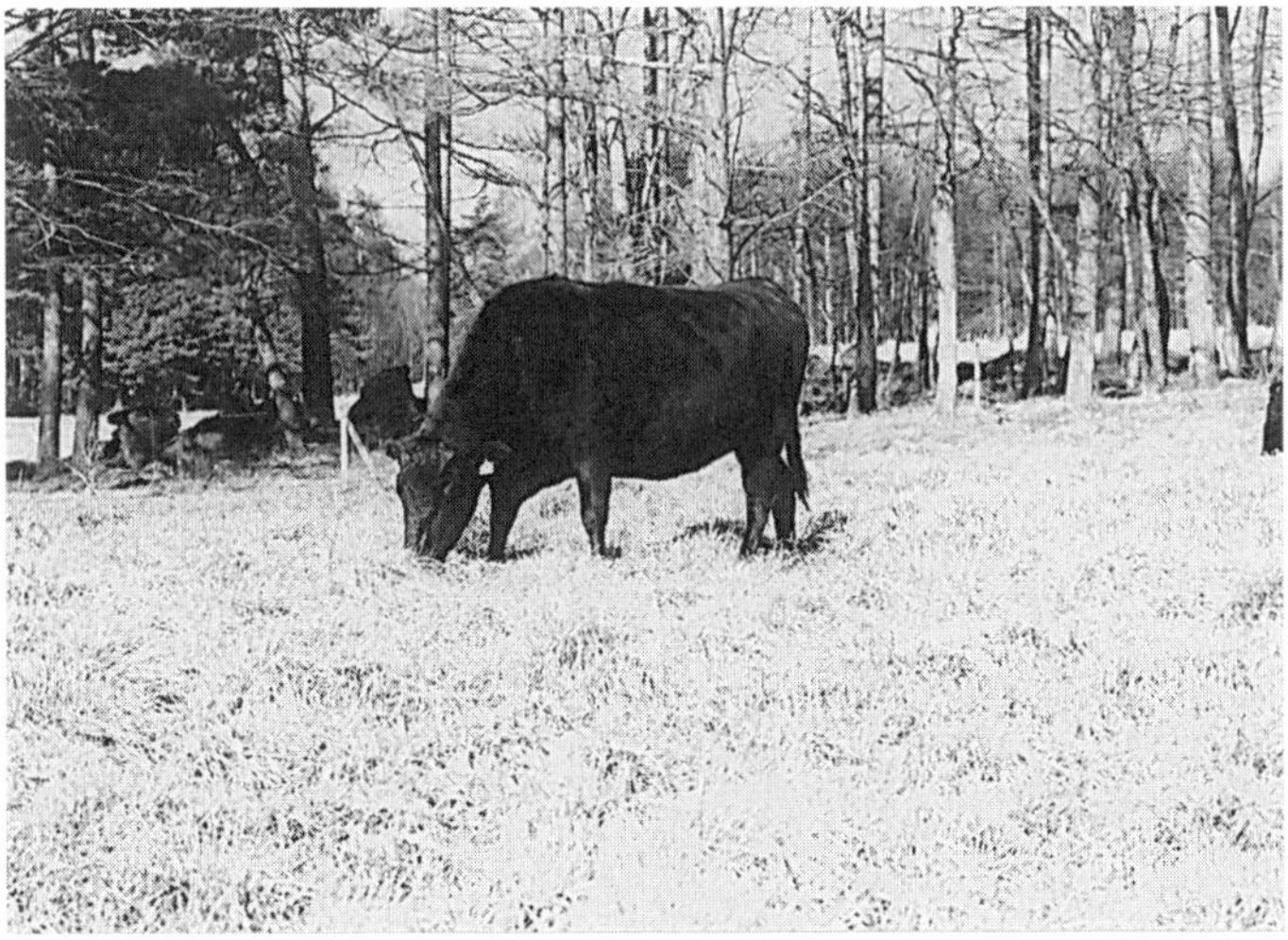

牛は本来草食動物

牧草だけを食べている乳牛は、乳脂肪率も上限三・二で不安定だったが、濃厚飼料を与えると三・五以上で安定するようになった。なぜ乳脂肪率を増やしたかというと、バターの生産効率を上げるためだった。その結果、牛の寿命は短くなり、次々と、と畜場送りになった。

子牛には、牛乳を人間が奪うため、母親の乳ではなく代用乳が与えられる。この代用乳にも、蛋白質を多く摂取させるために、肉骨粉が用いられている場合がある。イギリスでは、この代用乳からの感染が認められている。

もともと牛は草食動物であり、反すう動

物の胃の構造は草を食べるためのものであって、肉を食べないし、共食いなどもってのほかであった。いま牛の間で胃の病気にかかるケースが増えている。濃厚飼料が原因である。牛に、肉骨粉を食べさせたことが、ＢＳＥ拡大の出発点になった。羊の病気が牛に感染し、いったん感染した牛が肉骨粉にまわったため、共食いによって想像を絶する早さで、爆発的な感染の拡大をもたらした。

動物性飼料の中で、魚粉として販売されている飼料にも、蛋白質を調整するために肉骨粉が使われているケースがある。動物性飼料の輸入量は、七五年には一九万八四三三トンだった。それが九五年には実に九二万四七〇九トンにまで増えている。肉骨粉だけ見ても、七五年の七万七九九三トンが、九五年には二三万一九六三トンにまで増えている。肉骨粉を食べさせつづけたのは、農水省の政策なのである。

豚や鶏は安全か？

農水省は、一貫して豚や鶏は肉骨粉を与えても問題ないという姿勢をとっている。肉骨粉の使用や共食いを、相変わらず押しつけている。

本当に、豚や鶏は安全なのだろうか。確かに現在までプリオン病の感染例はない。しかし、今後もずっと、安全でありつづけるという保証はない。というのは、まだＢＳＥ感染のメカニズムも、発病のメカニズムもほとんど分かっていないからである。このまま共食いを進めていくと、何が起きるか分からない。

豚の場合、現在までは、肉骨粉での感染例や、異常プリオンを経口投与した実験での感染例はない。しかし、静脈などから接種した場合には、感染することが動物実験で確認されている。ということは、けがをした豚の傷口から侵入といった形で、感染する可能性が示されている。もしいったん感染すれば、共食いが進められている以上、爆発的な感染の拡大もあり得る。

鶏は感染例が報告されていないが、ダチョウや飼い猫など、プリオン病が発見された動物の種類は増えつづけており、油断は禁物である。また、アイルランドの食品安全庁の報告では、鶏肉から牛の蛋白質が検出され、鶏肉からＢＳＥに感染する危険性が指摘されている。

また、イギリスの週刊誌『ガーディアン』(二〇〇二年七月十一日号)によると、ブラジルとタイから輸入された鶏肉が、オランダの業者によって牛肉由来の蛋白質が加えられて、チキンナゲットなどの形でイギリスに入り、BSE感染の可能性が示唆されたという。

現在の政府の方針は、豚や鶏は感染しないことを前提に政策がとられている。本来、消費者優先の政策をとるならば、あらゆる可能性を考えて対処すべきである。豚や鶏でのプリオン病発生を防ぐために、肉骨粉の投与や共食いは、いますぐに止めるべきである。

プリオン病は、遺伝性の病気であり、感染性があり、種の壁を越えて感染するため、これからさらに病気を持った生物種が増えていく可能性があり、しかも、いったん感染すると、ずっと受け継がれていくリスクも考えなければいけない。そのため、現在、抜本的な対策を立てていかないと、豚や鶏だけでなく、生物世界に大きな禍根を残すことになりかねないのだ。

これから検査技術が進めば、さらに多数の感染牛が検出されることになる。これまでの検査技術では、感染がよほど進んだ牛しか検出できない。尿や血液で検査できるようになれば、生きた牛の検査ができるだけでなく、感染初期での判定が可能になる。そのため、いまは食肉として販売が許されていた牛からも、ＢＳＥ感染牛が見つかることになるからだ。

反面、尿で検査できるということは、尿中に異常プリオンが存在していることを意味する。それは、環境中にプリオンがばらまかれていることを意味する。今後、環境問題としてのプリオン汚染がクローズアップされることになりそうだ。とくに、鹿などの野生生物への影響が懸念される。アメリカでは鹿肉を食べて感染したと思われる例が発生している。牛をＢＳＥに感染させないためにはどうすればよいのか、また何が可能か、生産効率を追い求めた現代の畜産技術が根底から問われているのである。そこから対策を立てていくしかないといえる。

惨澹たるクローン牛の現状

ＢＳＥの発生原因は、自然の摂理に反する畜産の方法にある。草食動物の牛は動物を食べないし、共食いしない。無理やり羊を食べさせた結果、種の壁を越えて感染し、共食いさせた結果、被害が拡大した。

太らせたり、乳量を増やしたり、乳脂肪率を上げたり、経済性を追い求め、自然の摂理に反し強制的に肥育する方法をとってきた。それがBSEの根本的な原因である。自然界の摂理に反することを行なうと、おかしな現象が広がる。それは、最近開発が活発なクローン牛でも起きている。

二〇〇二年三月三一日、農水省は、家畜クローン研究の現状を発表した。それによると、今年三月末時点で体細胞クローン牛は二九三頭誕生しているが、異常出産の多さが目立つ。とくに死産や出産直後の死亡率が高く、死産五〇頭、生後直死四三頭、病死等四七頭で、現在研究機関で育成・試験中はわずか一三二頭にすぎない。順調に育つ牛が少なく、この惨澹たる状況では、食肉として出荷するにも、安全性が問題になってくる。研究者の間では、開発はやめた方がよいという声も聞かれ始めている。

にもかかわらず、二〇〇二年八月に日米で相次いで、クローン牛は食べても安全、という報告が出た。日本は農水省が、アメリカは全米科学アカデミーが、報告をまとめた。

日本ではこれまで、受精卵クローン牛に関しては、安全上問題ない、として販売が認め

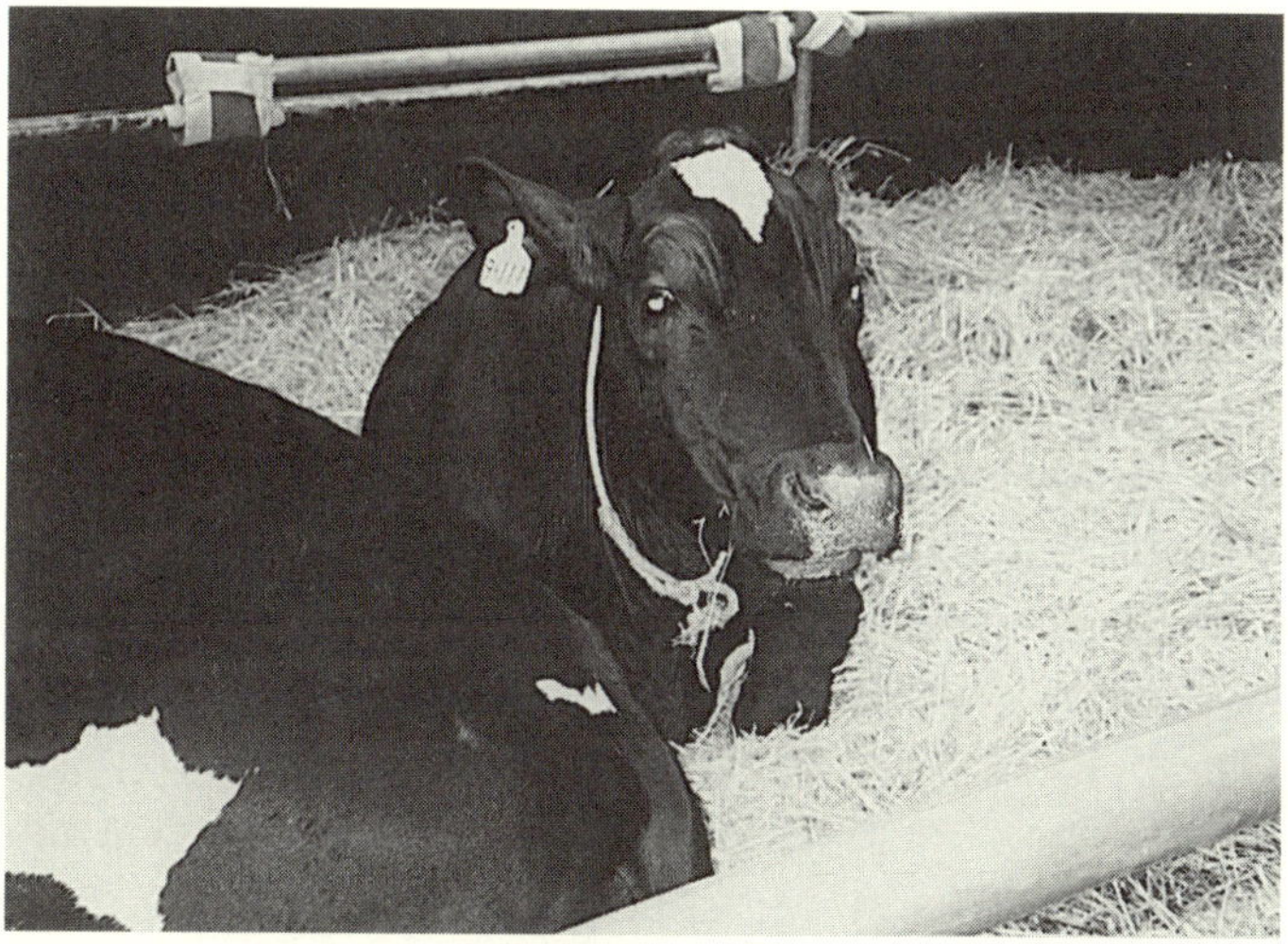

体細胞クローン牛

られてきた。今回は、より問題があると考えられている体細胞クローン牛に関してである。八月一三日に「クローン牛生産物性状調査結果」をまとめたのは、農水省生産局畜産部畜産技術課で、調査は、同省の外郭団体である畜産生物科学安全研究所が行なった。

調査内容は、血液性状の分析、牛乳と肉の成分分析、クローン牛の生産物をネズミに食べさせる等の実験である。血液性状も、牛乳と肉の成分も、クローン牛と一般牛は変わりないというものだった。マウスを用い、体内に直接生乳や肉片を入れたアレルギーの試験、ラットを用いた牛乳と肉を食べさせた飼養試験、マウスを用いた牛乳と肉を食べさせた変異原性の試験で、いずれも一般牛と変わりはなかったというものだった。そして「体細胞クローン牛と一般牛との間に生物学的有意差はなかった」と結論づけたのである。

また、全米科学アカデミーもまた、八月二〇日、クローン牛の関しては、食用にしても現段階では安全上の問題を示す証拠はない、という報告書をまとめ、それを受けて政府も認可する方針を固めた。

農水省の今回の報告は、「奇形魚」を食品に用いても問題ない、という結論に等しい。環境汚染によって遺伝子が傷つき、骨が曲がったりした「奇形魚」でも、各部位の成分は同じであり、食べた場合の消化状況も同じであり、ネズミに与えても影響が出なかったので問題ない、というのと同じだ。

このような態度を「科学的」というのであろうか。本当に科学的に安全だと立証したいならば、現在起きている体細胞クローン牛の惨憺たる状況の原因を示す必要がある。それを示さずに、「奇形魚」を食べても安全だ、といわれても消費者は誰も食べないであろう。

クローン牛開発の目的は、肉質がよかったり、乳量の多い良質な牛の大量生産にある。

このような経済効率一辺倒の畜産を求めていけば、必ず第二、第三のＢＳＥが発生する危険性がある。有機畜産など、経済効率追求とは別の、もう一つの畜産を選択する以外に未来はないといえる。しかし、今の政府にそのような政策も、哲学もない。

狂牛病で、アメリカ産、オーストラリア産の牛肉が「安全です」と宣伝されているが、もともとアメリカから入ってくる牛肉には、日本では承認されていない抗生物質、ホルモン剤、抗菌剤、寄生虫予防薬が使われており、とても安全とはいえない。これまで「安全」の代名詞のように見られていた国産牛の信頼を失墜させた政府の責任は重い。

現在、畜産だけでなく、作物開発、水産の世界でも、バイオテクノロジーを応用した食品開発が活発である。遺伝子組み換え作物では、除草剤でも枯れない作物、虫を殺す作物、腐らないトマトなどがつくられている。その他にもミニトルコギキョウ、クラゲの遺伝子を入れた光る花、青いバラやカーネーションなど、自然界ではあり得ない花を開発している。

スーパーの魚介類の販売コーナーに行くと、アユやニジマス、カキなどで、意図的に不妊にしたり、メスばかりつくる染色体操作が行なわれたものが出回っている。不妊にすると、産卵でのエネルギーが奪われない分、長生きし、一年魚が二年も三年も生き延びるため、成長をつづけ、「おばけアユ」ができる。

このように経済効率を追い求めた結果、いびつな自然の産物が増えつづけている。このような食品は、消費者が望んだものでも、農家が望んだものでもない。一つ一つのものに安全という科学的評価が加えられても、消費者は不安に思って買わないだろう。

農水省に解決能力なし

四月二日、農水省・BSE問題に関する調査検討委員会が、「BSE問題に関する調査検討委員会報告」をまとめた。BSE問題で、農水省の責任を指摘した報告書である。当初、責任を問う論調は強かったが、その後、とくに自民党・農水族の圧力でトーンダウンしたことは、マスコミ等で伝えられている通りである。

問題は、マスコミが伝えなかった点にある。実際に報告書を見ると、BSEの再発を防ぐ根本的な方法が書かれていない。とくに問題なのは、肝心の原因究明が行なわれなかっ

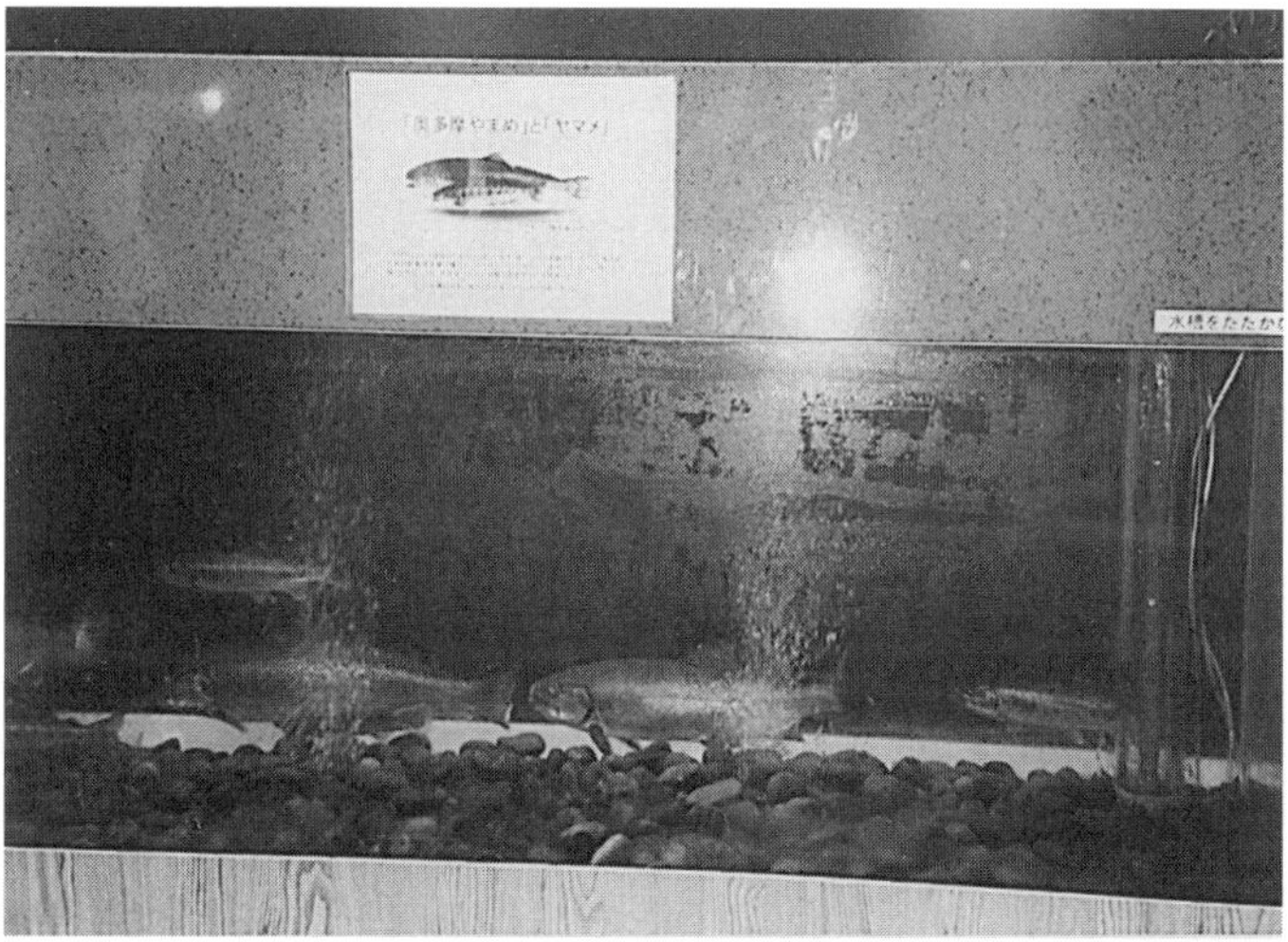

染色体を操作したバイオ魚（ヤマメ）

たことに関して、一行も触れていない点である。

　もうひとつの問題は、肉骨粉の全廃が打ち出せなかった点である。ＢＳＥの原因が肉骨粉にあることは明らかであり、肉骨粉をなくすことで、ＢＳＥは根から断つことができる。しかし、それを打ち出せなかったことは、原因究明の方法の確立と並んで、ＢＳＥ再発防止対策が、提起されなかったことを意味する。肉骨粉依存の畜産を捨てられない以上、必然的にＢＳＥを防ぐ畜産の在り方も提言することはできなかった。いったい何のための提言なのか、理解に苦しむところである。

肉骨粉問題にたいする農水省の姿勢は、一貫して解禁に向かっている。ほとぼりが覚めると元に戻ってしまう危険すらある。このような農水省の姿勢では、畜産農家が立ち直ることは難しい。

現在の畜産は、自然の摂理に反し人間が強制的に飼育する方法をとっている。それがBSEの根本的な原因である。BSEは、畜産近代化のかけ声とともに進められてきた、経済優先主義の畜産が、とことん病める状態になっていることを顕在化させた。小手先の対策では、もはやこの病を治すことができないことが、はっきりしている。根本的な対策を期待したが、報告書には書かれていなかった。

日本では三頭のBSE感染牛が確認されてから、四頭目が確認されるまで、五カ月半と間が開いた。なかなかでてこなかったのは何故か。感染牛が、意外と少なかったのか。否である。危ない牛の検査を避けてきたからである。

畜産農家は、多くのケースで、もしBSEを発生させると町や地域に迷惑をかけるため廃用牛にはできず、かといって飼料代がかかるため飼いつづけることもできないと考えてきた。そのため、野良牛が増えている。畜産農家と牛の犠牲の上に、感染牛の発生が抑えられてきた、といっても過言ではない。

もはや小手先の対応ではなく、根本的な対策が求められる時代である。現代の畜産技術が根底から問われている。感染をもとから断つために、肉骨粉を全廃した上で、日本の風土にあった有機畜産・自然畜産をどのように作り上げていくか、それを真剣に考えていかなければいけない段階に達している。

4章

ふたたび深刻化するカドミウム汚染米

広がり始めたカドミウム汚染米

一時減少したと考えられていた、カドミウム汚染作物が、また増え始めた。カドミウムは、重い健康障害をもたらした「公害病」イタイイタイ病の原因物質として有名であるが、その物質に汚染された作物、とくに米が増えている。

現在日本政府が行なっている対策は、カドミウム濃度が一ｐｐｍ以上になると「汚染米」として扱い、食品衛生法によって食品として用いることを禁止している。〇・四ｐｐｍ以上になると「準汚染米」になり、非食用として工業用ノリなどに用いる措置をとっている。

食糧庁が一九九七、九八年産の米で、鉱山や製錬所などの大きな汚染源のない農地を全国三万七二五〇地点検査したところ、一ｐｐｍ以上の汚染米を一地点、〇・四ｐｐｍ以上の準汚染米を九五地点で検出した。この一ｐｐｍという数字は、イタイイタイ病発生地域の玄米の平均汚染濃度である。

その一地点とは秋田県協和町で、九八年に収穫された「あきたこまち」から検出されて

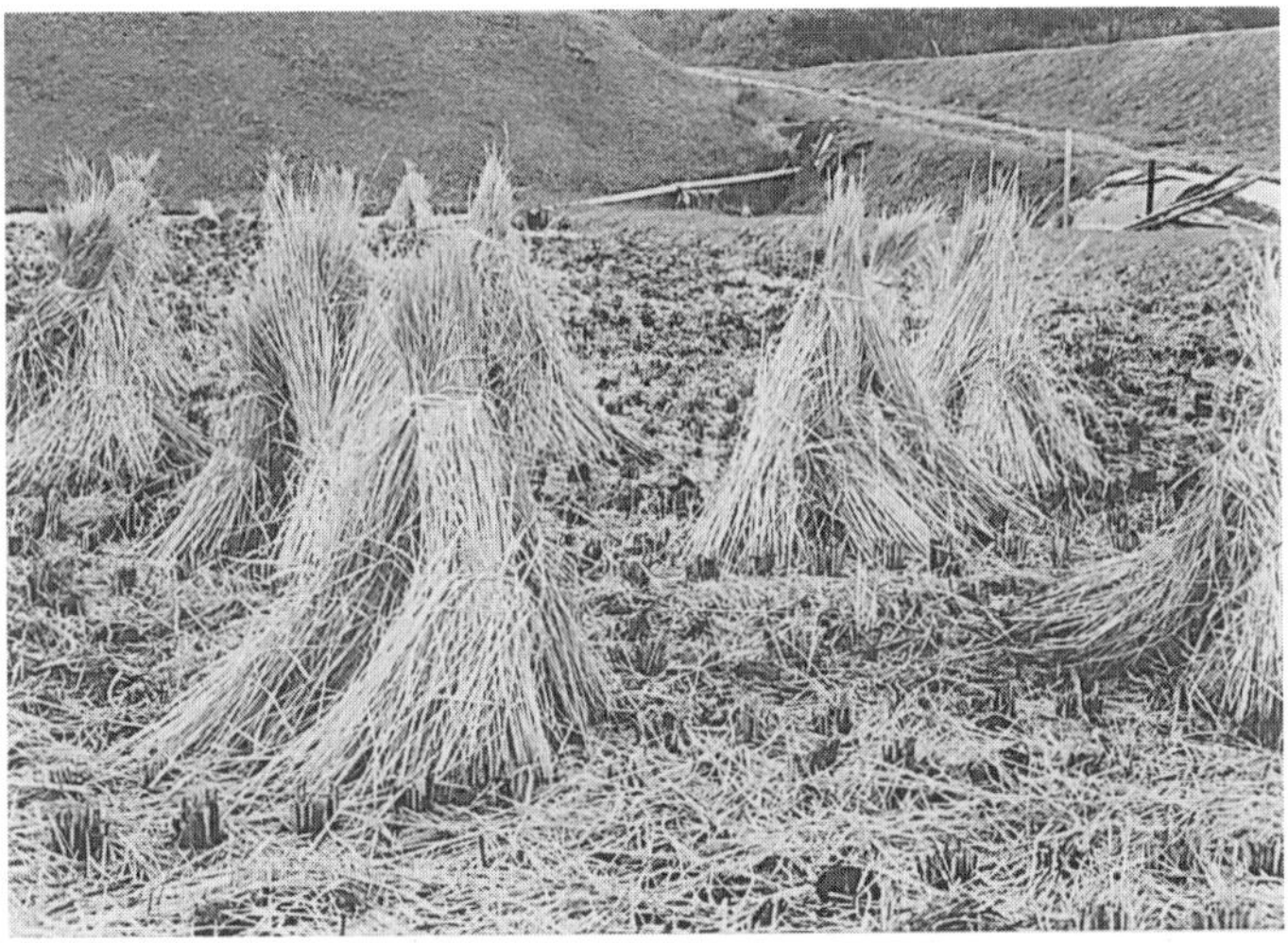

日本の米が危なくなっている

いるが、その後、汚染はもっと広い地域で起きていることが分かった。秋田県鷹巣町、比内町、角館町、宮城県名越町、栗駒町、新潟県鹿瀬町で一ｐｐｍ以上の汚染米の存在が明るみに出た。〇・四ｐｐｍ以上の準汚染米の広がりは、想像を超えるものがあった。

食糧庁による二〇〇一年の調査でも、四一一のサンプルで一ｐｐｍ以上が二サンプル、〇・四ｐｐｍ以上が三三サンプル検出されている。一ｐｐｍ以上を検出した二サンプルは、いずれも宮城県迫町のものだった。

かつての汚染源は亜鉛鉱山に製錬所だっ

た。鉱山の閉山や、製錬所での公害防止技術の発達によって、徐々に汚染の発生量が少なくなっているにもかかわらず、かえって広がっている現実は何を物語っているのだろうか。新しい汚染源が、これまでとは別な形で広がっていることを示している。

食品の国際規格を決めるコーデックス委員会が、二〇〇一年七月の総会で、カドミウム汚染米の許容基準を〇・二ppm以下にした。日本での従来の規制値である一ppmからすると、五分の一になった。もし、〇・二ppm以下を基準にすると、汚染の地点は多くなり、日本の米の五％が、汚染米になると見られている。

カドミウムとは？

カドミウムは、一八一七年にドイツ・ゲッティンゲン大学教授で、化学者フリードリッヒ・シュトロマイヤーによって、炭酸亜鉛の研究を行なっている際に、発見された。語源は、ギリシャ語の亜鉛華（酸化亜鉛）・カドミアに由来する。

カドミウムは亜鉛とともにあり、亜鉛の中に微量存在している。そのため亜鉛精錬の際に副産物として作られてきた。日本における一般的な亜鉛鉱の品質は、亜鉛が四〜六％含まれており、カドミウムは〇・〇一〜〇・四％ほど含まれている。

イタイイタイ病の汚染源となった神岡鉱山の場合、亜鉛が約一五％（一九二〇年の数字）もある優良な鉱石を産出していた。その神岡鉱山の排水に浮遊している細かい鉱石の粒子中には、一〇〇〜二〇〇ｐｐｍものカドミウムが含まれていた。鉱山の他に、製錬所も汚染源だった。亜鉛鉱の製錬に付随する形で、カドミウムの製錬が行なわれてきた。

カドミウムは、以前は主として赤色や黄色の顔料やメッキに用いられてきた。道路などに標識として塗られる黄色にも用いられていた。メッキに用いた場合、大変美しくなるため、重宝がられていた。最近は、主に電池に使われるようになった。

そのカドミウムは有害な重金属である。人間には必ず摂取しなければいけない多くの種類の金属がある。それらを必須ミネラルという。カドミウムはこの必須ミネラルではないものの、それでも微量は摂取する必要がある金属である。

一九八〇年代に、ドイツの科学者マンフレート・アンケが、カドミウムが不足すると筋無力症をもたらす可能性があることを報告している。有害と見られているカドミウムなのだが、ごくわずかな量は必要不可欠なのである。しかし、微量でも摂取しすぎると大変に有害となる。

カドミウムは亜鉛と一緒に存在しており、亜鉛と化学的性質が似ている点が健康障害で問題になる点の一つである。亜鉛は私たちの体にとって、なくてはならない大切な金属であるため、亜鉛と間違って体に取り込まれると考えられている。

しかし、亜鉛と異なり、体の外に排泄されにくいため体の中に蓄積し、主に腎臓や肝臓にたまる。その蓄積されたカドミウムが、亜鉛の働きを妨害する。そして亜鉛が体の中で果たしているさまざまな有用な働きを妨げてしまう。

亜鉛は体の中に多量にあり、鉄と並んで私たちの体になくてはならない微量金属の代表格になっており、鉄についで多い微量金属である。亜鉛が不足すると、成長に影響が出たり、第二次性徴が遅れたりする。皮膚炎や脱毛が起きやすいことも分かっている。精神疾患にもなりやすい。食欲低下や、食べ物の味が分からなくなる。カドミウムの量が増えると、亜鉛の減少を招き、このような疾患の原因になる。

カドミウム自体の毒性は、急性中毒としては、経口摂取の場合、食中毒に類似した消化器系の障害を引き起こす。流涎(りゅうせん)・吐き気などがあり、時には吐血や下痢が起きる。その他にも、筋肉の痙攣や腎臓や肝臓障害、知覚障害などが起きる。吸入によって体内に入った場合は、肺炎が起きる場合が多く死亡率も高くなる。

慢性毒性としては、肝臓や腎臓以外にも、脾臓や心臓、脳などにも悪い影響がある。腎臓が冒され、腎臓障害、蛋白尿が起きることは有名だが、カルシウムやリンが欠乏するため、骨がもろくなったり、骨の変化が見られる。

最近では、カドミウムがもつ環境ホルモンとしての働きが注目されている。環境ホルモンとは、ホルモンを撹乱する汚染物質のことで、体の中に入ったカドミウムが、ちょうどホルモンのような働きを行ない、生体内の反応を撹乱する。主に生殖機能障害が問題になってきたが、ホルモンは生体の活動を基本で支えているものだけに、その影響は多様で、免疫力の低下やそれに伴う健康障害、行動の異常などとの関連も指摘されている。多層化し、複合化して自然界、人体に異常を発生させているのである。

しかもホルモンが、ごく微量で体の基本的な活動を維持しているため、これまでの毒性のレベルでは思いもよらなかった、わずかな量で影響する点にも特徴がある。その物質の一つとして、鉛や水銀などと並んで、重金属であるカドミウムがリストアップされているのである。

イタイイタイ病とは？

しかし、なんと言っても、このカドミウムの毒性の強さを決定づけたのが、イタイイタイ病だった。

一九五五年、富山県神通川流域で、激痛を伴う原因不明の「奇病」が、臨床外科医学会で報告された。この神通川の上流には亜鉛を掘り出す鉱山があり、その亜鉛の製錬所があった。そこが発生源となって、カドミウム汚染が起きていた。その汚染が原因で起きた公害病、それがイタイイタイ病である。

イタイイタイ病は、カドミウムによる慢性中毒がもたらした病気で、腎臓障害以外にも、骨軟化症や骨粗鬆症（こつそしょうしょう）が起き、これに妊娠や老化などでのカルシウム不足等が誘因となって、骨が曲がったり、折れたりして、全身に激痛が走る特異な疾患をもたらした。この激痛に耐えかねた患者が、「痛い痛い」と訴えることから、イタイイタイ病の名前がつけられた。

汚染源となった神岡鉱山が発見されたのは、一六九四年。江戸時代にはすでに、鉱毒事件を引き起こしていた。厚生労働省によると、イタイイタイ病患者は大正時代の初めから発生していたと推定されている。とくに第二次大戦中は、増産態勢が取られたことから、発症者数はピークに達していたと思われる。しかし、戦争の最中ということもあって、その被害は表面化しなかった。

カドミウム汚染の源、岐阜県・三井金属神岡鉱業所では、亜鉛が採掘され、製錬されていた。カドミウムは亜鉛製錬の副産物として生産されてきた。神岡鉱業所の亜鉛鉱山、休廃止鉱の堆積場、製錬所から、そのカドミウムが廃水の中に混じって流れ出していた。そして水田を汚し、地下水を汚し、食べ物や水を通して住民の健康を破壊していったのである。とくに富山県婦負郡婦中町の水田を中心に汚染をもたらし、多数の患者をもたらした。

厚生省は、一九六八年五月八日に、イタイイタイ病の原因物質を、三井金属鉱業・神岡鉱山を汚染源とするカドミウムにあり、とする見解をまとめた。こうして企業の責任が明確になり、同病気の患者が、日本で最初の公害病患者として認定されたのである。

日本で起きた深刻な公害の中で、とくに四つの裁判が注目され、四大公害訴訟といわれてきた。熊本と新潟の水俣病、四日市喘息、そして富山のイタイイタイ病である。イタイイタイ病第一次訴訟は、四大公害訴訟の中で最初の訴訟であり、一九七一年六月三〇日、第一審の富山地裁判決の後、控訴となったが、一九七二年八月九日に、名古屋高等裁判所金沢支部で被害者の原告が勝訴して決着がついた。こうしてカドミウムが原因物質であることが、厚生省につづき、裁判によっても認められたのである。

四大公害訴訟の中で初めて、被害者が勝利し、その後につづく公害裁判で、相次いで被害者に勝利をもたらす原動力になった。その後、三井金属鉱業は、神岡鉱山を神岡鉱業株式会社として分社化した。そして採掘を縮小して、輸入鉱を用いた製錬中心の企業へと変身させたのである。

かつての汚染源は亜鉛の鉱山や製錬所

カドミウム汚染の発生源は、かつては主に亜鉛の鉱山や製錬所だった。カドミウムは亜鉛とともにあり、亜鉛製錬の副産物として生産されてきた。神岡鉱山の他にも、すべての亜鉛鉱山や製錬所でカドミウム汚染が起きている。

一九七一年に厚生省が行なった調査では、多くの鉱山・製錬所の周辺や河川の下流でカドミウム汚染が確認されている。水田土壌中のカドミウム汚染濃度は、福島県磐梯地域で最高値六六・七ｐｐｍに達していた。大気中の汚染濃度では、福岡県大牟田地域で最高値二・五九四マイクログラム／㎥に達した。排水中の汚染濃度では、北海道桂岡鉱山の〇・六二二ｐｐｍが最高値だった。

当時、厚生省は玄米中のカドミウム汚染濃度が平均で〇・四ｐｐｍを超える場合と、食品・飲料水を通して一日〇・三マイクログラム以上摂取する可能性がある場合は、その地域は「環境調査の必要あり」とした。一九七七年の調査では、その地域は神通川以外で七カ所あり、それに関連する鉱山・製錬所は次のところだった。

宮城県にある三菱金属鉱業・細倉鉱業所、群馬県の東邦亜鉛・安中製錬所、長崎県の東邦亜鉛・対州鉱業所、大分県の蔵内金属鉱業・豊栄鉱業所、同県の三菱金属鉱業・尾平鉱業所、富山県にある日本鉱業・三日市製錬所、福島県にある日曹金属・会津製錬所、福岡県の三井金属鉱業・三池製錬所で、いずれも亜鉛鉱山・製錬所だった。

カドミウム汚染をもたらす可能性がある鉱山は、休廃鉱まで入れると全国で五〇〇〇カ所といわれている。しかも汚染源は、亜鉛の鉱山・製錬所だけではない。メッキ、顔料製造、セメント製造、電機、金属製錬、一般ゴミ・産業廃棄物の焼却場・処分場など、多種多様である。ほとんどの汚染源で野放し状態がつづいてきた。

米汚染の集中地域となったのが、神通川を抱える富山県と、たくさんの鉱山を持つ秋田県だった。米以外の作物の汚染も進行している。現在のように、休耕田が増え、転作が進むと、大豆や野菜などの汚染も広がると考えられる。一九七三年二月には、広島県産のカキから、最高四・九五ｐｐｍものカドミウムが検出され、作物の汚染にとどまらないことが確認された。

新たな汚染源となった電池

一九八〇年代以降、これまでの発生源からの汚染が低下をつづけ、米に含まれるカドミ

図4　小形充電式電池の生産数量推移

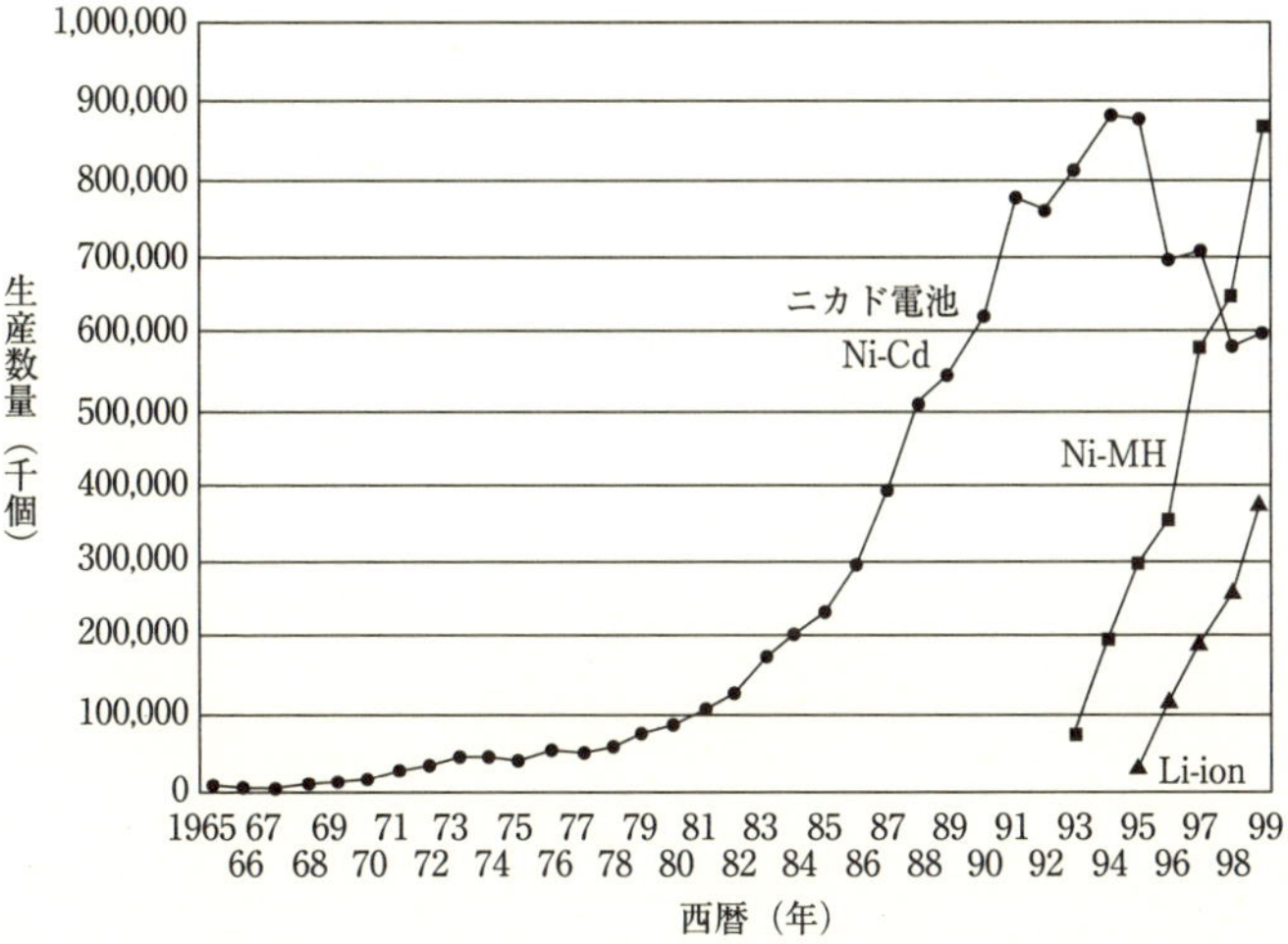

社団法人・電池工業会資料より

ウムも少なくなっていった。環境汚染は徐々に改善されるかのように見えた。ところが、ふたたび汚染が悪化し始めたのである。東京都に搬入される米のカドミウム汚染濃度は九〇年代中頃から増加に転じた。新たな汚染源となったのが、電池だった。

電池には、乾電池（一次電池）と蓄電池（二次電池）があるが、後者の二次電池が焦点になって、激しい企業競争が起きてきた。その競争を引き起こしたのが、携帯電話、ノート型パソコンなどの普及である。何度も繰り返し使え、しかも寿命の長い電池の開発は、情報化社会になくてはならないものになった。

また低公害自動車の開発もまた、電池戦争に拍車をかけてきた。日本でも電池を用いたハイブリッド車が普及し、電気自動車や燃料電池車の開発が活発である。世界的にも開発が進められてきた。経済産業省もまた、「クリーンエネルギー自動車計画」を進めて、電気自動車やメタノール車、天然ガス車、燃料電池車などの低公害車の開発を援助してきた。

その二次電池で従来の鉛電池に代わり増えてきたのが、ニカド電池だった。そのニカド電池に代わって、すでに次の主役の席にニッケル水素電池とリチウムイオン電池が座りつつあるが。

カドミウムを用いた電池が、ニカド電池である。正極にニッケル、負極にカドミウムを用いた蓄電池のことで、充電すると繰り返し使える。しかし、五〇〇回位の充電・放電を目途に寿命がつきて、捨てられることになる。

携帯電話やPHS、コードレステレフォン、パソコンの普及は、電池の生産量を桁違いに増やし、その結果、大量の廃棄物ももたらした。ただでさえ増えつづけている電池の廃棄量に拍車をかけたのである。ニカド電池が捨てられ、めぐりめぐってコメの中に入ってきていると考えられる。いまのカドミウム汚染は、情報化社会が引き起こしている新しい環境破壊なのだ。

二〇〇〇年の、電池の総生産量は約七二億八〇〇〇万個。その中でニカド電池が分類されているアルカリ蓄電池の生産量は約六億一〇〇〇万個、金額では七二五億円の売り上げである。アルカリ蓄電池の九三％（金額で）がニカド電池である。

小形の蓄電池には、ニカド電池のほかに、ニッケル水素電池、リチウムイオン電池などがあり、携帯電話や情報機器の普及とともに消費量が増えつづけてきた。ニッケル水素電池、リチウムイオン電池が増えている現在でも、ニカド電池の需要は大きい。例えば通信機器では、携帯電話はリチウムイオン電池、コードレステレフォンはニカド電池と、住み分けができている。

ニカド電池がよく使われているのが、電動歯ブラシ・電動アシスト自転車・電動工具などの雑貨で八二％を占めている。パワーが出るため、重宝がられている。乾電池と同じ使い方をする小形二次電池のことを「再販用電池」というが、ニッケル水素電池とニカド電池の割合は、九九年には五〇対五〇だったのが、二〇〇〇年には七〇対三〇になっており、この分野ではニッケル水素電池が増えている。

一九九一年四月に、「再生資源の利用の促進に関する法律」、いわゆるリサイクル法が制定された際に、電池は法律の対象となっていなかった。九三年六月にニカド電池が、電池としては初めて追加指定された。このときは分別回収のための表示と、電池使用機器では簡単に取り外しができるようにという指定で、回収義務は入らなかった。

電池工業会が九四年七月にニカド電池の回収目標を二〇〇〇年度まで四〇％以上と設定したガイドラインをつくった。平均寿命が八年くらいであるため、九二年の生産量をベースに計算すると二〇〜二五％程度の回収量となり、目標達成には至らなかった。

二〇〇〇年度の日本でのカドミウム生産量は二〇〇〇トン強、輸入量は四〇〇〇トン前後で、合わせて六〇〇〇トン程度が製造に用いられている。そのうちニカド電池の消費量が九割以上を占めており、約五四〇〇〜五五〇〇トン位になる。ニカド電池の約七割が輸出されているため、一年に一六〇〇〜一七〇〇トンくらいが日本で流通している電池に含まれるカドミウムの量である。

リサイクル率から逆算すると、七五％〜八〇％、一二〇〇〜一三〇〇トンくらいが環境を汚染している可能性のある量と推定できる。その回収を怠ってきたメーカーの責任は重いといえる。

私たちはどのくらい汚染米を摂取しているか?

一九七六年、環境庁はカドミウム汚染の田畑で、土壌を元に戻す必要のある地域は、全国に七八あると指摘した。総面積は、五八〇〇ヘクタールに達し、対策は遅々として進まなかった。

カドミウムで汚染された土壌の改良のためには、少なくとも稲が根を張る二〇~三〇センチの深さの土をそっくり入れ替えるしかなく、汚染土の行き場と、入れ替える土の入手先が問題で、対策は、最初からお手上げの状態だった。

カドミウム汚染物質の九〇%以上が、表層二〇センチくらいの土壌の団粒に吸着し、とどまり蓄積する。そのため、汚染が進めば、最初はわずかな量でも、長い歳月とともに増えていく。表層二〇センチくらいまでに作物の多くが根をはるため、汚染物質は作物の中に入り、作物を通して人間の体に入ってくる。土壌中のカドミウムは、水を張っている間は吸収されにくいのだが、収穫前に乾田化するとバクテリアによってカドミウムイオンとなり、稲に取り込まれやすくなる。

濃縮率は、玄米・茎・根で一対一〇対一〇〇程度で、土壌中のカドミウム濃度が二・〇ｐｐｍの時に、玄米の濃度が〇・四五ｐｐｍだったという農水省北陸農試の研究報告もある。

体重六〇キロの人が、玄米中のカドミウム濃度が〇・一ｐｐｍで、一日約二五〇グラムの白米を食べるとすると、一日のカドミウム摂取量は二〇マイクログラム程度になる。一日三〇マイクログラム程度で、約一・五％の人に軽度の腎臓障害を引き起こす。日本人の平均摂取量は五〇マイクログラム程度で、約四％の人に腎臓障害をもたらす、と大阪市立大学の畑明郎さんは指摘する（『環境と公害』二〇〇〇年四月）。

汚染土壌は、結局、稲が吸い上げることで浄化が進むことになる。自然に減少するのを待つしかない。しかし、稲に吸い上げられたカドミウムは結局、人間の体内に入ってくることになる。

政府が行なった汚染対策事業

ふたたび汚染が深刻化したことは、土壌汚染対策としての復元事業が不十分だったこと、米に含まれる汚染濃度を低減する方法がなかったこと、それに加えて、新しい汚染源に対する対策が行なわれてこなかったことを物語っている。

復元しなければいけない汚染田は、一ppm以上の汚染米をもたらす田んぼである。例えば、神通川流域の汚染農地は約六〇〇〇ヘクタールと見られ、その中で復元の対象となったのは約一五〇〇ヘクタールだった。そのうち宅地等への転用があった一部を除き、実際に復元事業が進められたのは一〇〇〇ヘクタール前後であり、その一〇〇〇ヘクタールに関してもまだ事業は終了していない。いったん汚染してしまうと、いかに復元が困難かが分かる。

なぜ土壌の復元が難しいかというと、汚染土の持って行き先がなかったことが、まずあげられる。運んだ先で汚染を引き起こしてしまうからである。そのため、復元といっても、結局、汚染土をその田んぼの下に埋め込んで、その上に土をかぶせるか、汚染土をそのままにして、単に土をかぶせるだけだった。汚染そのものが除去されるわけではなく土をかぶせた下に汚染土は残ったのである。

一九七四年に富山県が始めた事業では、客土材料には赤土が使われた。神通川流域の汚染地帯が砂質であったため、赤土を入れることでカドミウムの吸収を抑制しようとしたのである。

それまで行なわれていたカドミウム汚染対策は、水管理が中心だった。すなわち乾田日数の短縮によって対策としてきたのである。水がなくなり乾田日数が増えれば増えるほど稲が吸い上げるカドミウムの量は増える。

水を張った状態では土壌中のカドミウムは、硫化カドミウムの状態になり水に溶けにくい状態になり、稲に吸収されにくくなる。乾田になると、酸素が送り込まれて土壌中のバクテリアによって分解され、イオン化されるため、稲に吸収されやすくなる。赤土にすると、保水力がよいため、乾田になっても分解されにくい点を利用した方法である。

一ｐｐｍ未満で〇・四ｐｐｍ以上の汚染をコメにもたらす準汚染地域では、水を張る期間を長くするなど、対策は単にカドミウムをコメに吸収させないことに限定されていた。その他に行なわれた対策というと、石灰やケイ酸カルシウムなどのアルカリを投与して、カドミウムが水に溶けにくい処理を施すだけだった。

このような対策は、単にカドミウムの吸収量を少なくして、汚染を薄めるだけで、抜本的な対策とはほど遠いものだった。逆にいうと、稲に徐々に吸収させて汚染を減らしていくことでしかないのである。

またこの復元事業では、〇・四ｐｐｍを超える汚染米は政府が買い上げて、工業用のノリに使うことになっていたが、生産者が自分で食べる分には問題ないとされてきた。そのため、一部自主流通米として流通してきたのである。

どんな対策が可能か？

コーデックス委員会の食品添加物・汚染物質特別部会は、九五年から米などの穀物のカドミウム汚染基準値の検討を始めた。九六年に暫定指導基準として作物のカドミウム汚染の濃度を〇・一ｐｐｍにすることで、各国にコメントを求めた。

そのコーデックス委員会の暫定基準に対して、日本政府が強く抵抗して、〇・二ｐｐｍに緩和させようとした。もし、〇・一ｐｐｍにすると、日本の米は三〇％程度食べられなくなる可能性があるからである。コーデックス委員会での基準や規格づくりは、一～八までステップを積み上げる方式をとっている。そのまま七ステップまで〇・一ｐｐｍでいった。ところが最終段階で、どんでん返しがあったのである。

結局、特別部会では、米と麦を〇・二ｐｐｍに緩和することが決定された。二〇〇一年七月、スイス・ジュネーブで開かれたコーデックス委員会総会で、この緩和された数値によって汚染の許容基準が正式に決定した。一貫して抵抗しつづけた日本政府の意向が反映された形をとったのである。

二〇〇三年に開かれるコーデックス委員会総会で、正式な基準となるため、この基準に従って日本でも規制が始まることになる。この緩和された数値でも、日本の汚染米は五％程度に達すると思われる。

これまでは主として、食品の安全性を脅かす形で機能してきたコーデックス委員会の決

図5　東京都内搬入米におけるカドミウム基準値（0.4ppm）超過出現率の推移（5ヵ年移動平均）

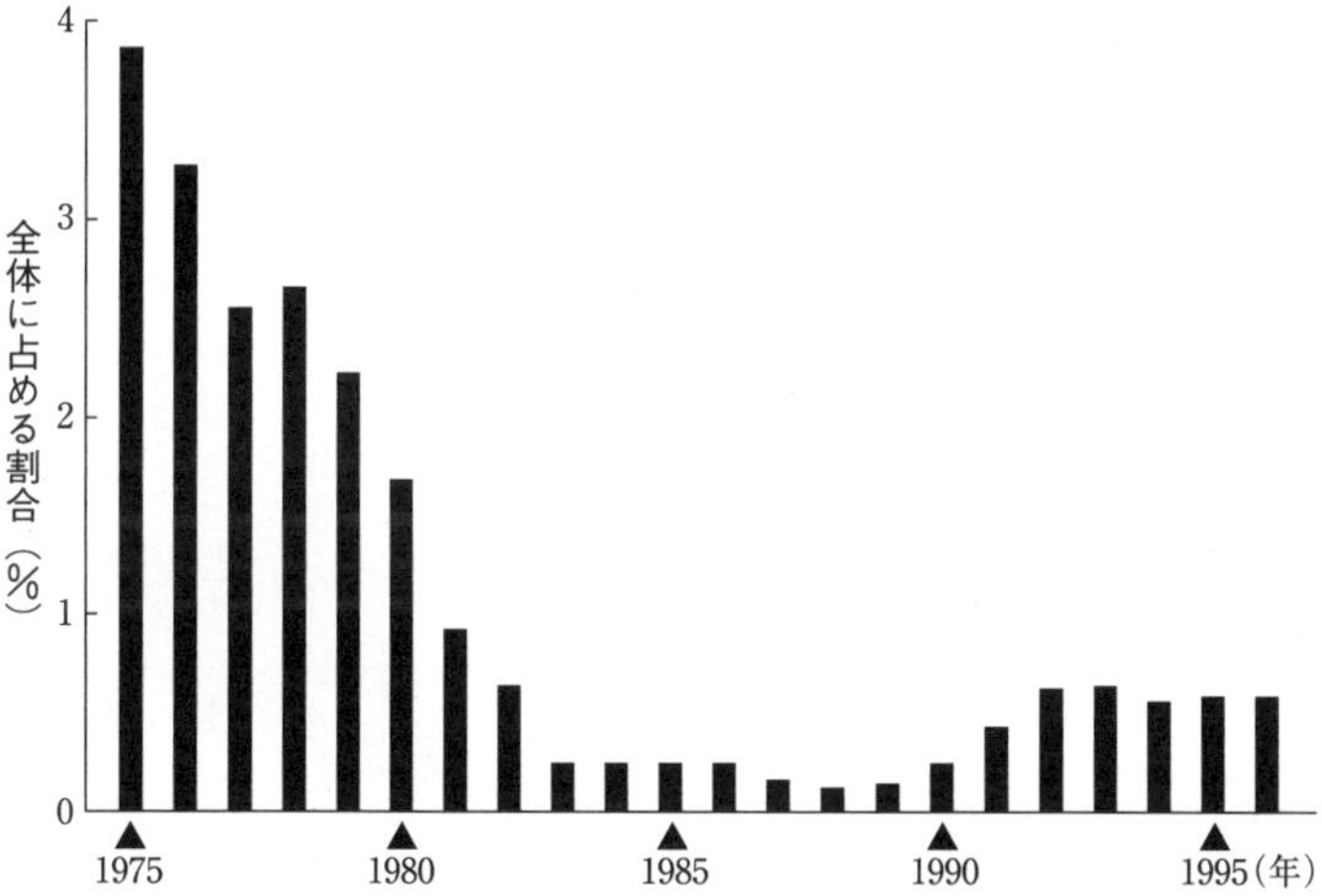

小野塚ら［1995］,『東京都立衛生研究年報』No. 50, 160頁。

定だが、この場合、国際的にはとくに厳しいわけではなかったのだが、日本政府には厳しい数値だった。そのため日本政府は必死になって、〇・一ppmに抵抗したのである。

現在、東京に搬入される米のカドミウム汚染濃度の平均値は増えつづけている。早く手を打たないと取り返しのつかない事態になることは必至である。

発生源ははっきりしている。亜鉛鉱山か製錬所、そして電池。現在の汚染米は、亜鉛鉱山や製錬所以外のところで広がっている。ということで主原因は電池に移行してきたのである。

二〇〇〇年六月にリサイクル法が改正された。名称も「資源の有効な利用の促進に関する法律」となり、ニカド電池だけにとどまっていた対象も小形二次電池全体になり、表示と取り外しの容易さだけにとどまっていた指定も、再資源化が付け加えられ、回収義務が生じた。法律によって、電池メーカーにとどまらず、機器メーカーも回収が義務付けられた。

現在、回収・再資源化のプログラムが設定されている。それによるとニカド電池の場合、二〇〇一年は出荷量基準で二五・一%、二〇〇五年は出荷量基準で四五・〇%となっている。それでも大量のカドミウムが環境を汚染することになる。

なぜ、ニカド電池のリサイクルがうまく行かないかというと、ネックになっているのが、カドミウムの価格である。一九八〇年代後半の価格は、キログラム当たり一五〇〇〜二〇〇〇円位に達し、希少金属の一つだった。その後下がりつづけ、現在はキログラム当たり五五〜六〇円位になってしまい、回収しても割りが合わなくなった。それが結果的に汚染の拡大を招いていると考えられる。

カドミウム汚染を減らす最大のポイントは、ニカド電池の製造や使用を中止させることにある。現在、ニカド電池を製造している主要メーカーは、三洋電機と松下電池の二社である。

いま東京都に搬入される米のカドミウム汚染濃度の平均値は、国産は〇・〇四ｐｐｍだが、外国産は〇・〇一ｐｐｍで歴然とした差がある。このままいくと、日本の米が危なくなる。ここまで放置してきた農水省の責任は重いといわざるを得ない。この上さらに、次に述べるように遺伝子組み換え稲が認められ、国内作付けが進むようだと、日本の農業自体が総崩れを起こす可能性が強まる。

5章

米にまで及ぶ遺伝子組み換えの波

ＬＬライス

二〇〇一年六月七日、東京の中心地・日比谷の一角に突如、横断幕がはられた。帝国ホテルの裏側にある同ホテルが所有する高層オフィスビルの入り口のことである。このビルの一八階に、アベンティス・クロップサイエンス・ジャパン社があった。

この日、遺伝子組み換え食品いらない！キャンペーン（以下、キャンペーン）のメンバーが同社を訪れ、スターリンク事件に対する抗議文を手渡した。この文章にはもう一つ重要な抗議内容が入っていた。ＬＬライス問題だった。ＬＬライスとは、アベンティス・クロップサイエンス社が開発した除草剤耐性稲の「リバティー・リンク・ライス」である。

除草剤のバスタに耐性をもった稲である。バスタは、モンサント社の除草剤ラウンドアップと同じ有機リン系の除草剤で、主成分はグリホシネートである。

この稲について、二〇〇一年五月二七日付け『朝日新聞』が、「アベンティス社がＬＬライスの食品としての申請を厚生労働省に、飼料としての申請を農水省に出す」と書いたことから、ＬＬライス問題が浮上した。

同組み換え稲は、農水省の環境指針を通過しているため、輸入は可能である。しかし、まだ食品として厚生労働省に、飼料として農水省に申請が出されていないため、事実上輸入ができない状態にあった。

同社は、抗議文を手渡したキャンペーンのメンバーに対して、新聞記事を否定して、「いつ申請するかは未定」と回答した。しかし、アメリカの同社から日本支社に対して申請するように、という指示があったという情報もある。

このＬＬライスをめぐっては、当時、次のようなやり取りが行なわれている。発端は、アグ・バイオ・ワールドという名の財団が、実験用に作り収穫されたＬＬライス五〇〇万ポンドを、廃棄せずに貧しい国々の食糧援助に使ったらどうか、という提案をしたのである。この稲は、日本だけでなく、アメリカにおいても、食用としても、飼料としてもまだ認められていない。

飢餓で苦しむ人たちに、「毒」を食べさせる発想である。このようなことが許されるはずがない。結局、批判された財団が、この提案を取り下げ、ＬＬライスは廃棄された。その後、遺伝子組み換え作物が、食糧援助に用いられる事態が頻発しているが、その前触れとなる出来事だった。

アベンティス社が行なっている稲販売戦略は、着々と進行している。同社は、九八年一一月一九日にブラジル第一位の稲の種子企業「グランハ社」の稲種子部門を買収し、野外実験を開始している。九九年二月二四日には、インド第二位の種子企業であるプロアグロ社を買収している。プロアグロ社の傘下には、インディカ米の種子企業ハイブリッド・ライス・インターナショナル社がある。

このように同社は、売り込みに向けた基礎固めを終えており、いつ日本で販売のための申請を行なうか、分からない状況にある。同時に、同社は、スターリンク事件の発覚後、負担の大きな農薬を中心としたアグリビジネス部門の分社化を進め、売却の方針を打ち出した。分社化でできた新会社が、アベンティス・クロップサイエンス社である。

売却話が一時ストップしていたのは、同社のトップが反対していたからのようで、その後、同社のトップが交替したことで、一気に売却先探しが進行し、最終的にはドイツのバイエル社による買収が決定した。日本では、塩野義製薬が日本支社を買収し、アベンティス・クロップサイエンス・シオノギ社となった。

国内作付け認められる

LLライスを始めとして、遺伝子組み換え稲が、食卓に登場する日が近づいている。この間、相ついで遺伝子組み換え稲の国内作付けや輸入が認められている。二〇〇〇年三月、カリフォルニア米を用いた、モンサント社の除草剤耐性稲の輸入と国内作付けが認められた。

すでに農水省の指針を通過し、国内作付けや輸入が認められている稲の品目は、一八にのぼっている。その中で、まもなく厚生省に食品として申請が出されそうな品目は一〇。モンサント社の除草剤耐性稲（六品目）、アベンティス社の除草剤耐性稲、オリノバ社の低グルテリン稲（コシヒカリ）、そして農水省と三菱化学が共同開発した縞葉枯病（しまはがれびょう）ウイルスへの抵抗性をもった稲（キヌヒカリ）、モンサント社と愛知県農業総合試験場が組んで開発した、日本の在来種を用いた除草剤耐性稲（祭り晴）である。全農が開発した鉄分増強米のヒトラクトフェリン遺伝子導入稲も、非閉鎖系での実験が終わり、作付けにゴーサインが出される直前にある。

遺伝子組み換え稲が、これまで承認された作物と異なる点は、私たちの主食であること、しかも日本で自給している作物であり、またアジア稲作文化を共有している人たちとともに、私たちの心の故郷・風景であり、私たちの体自体が稲によって育まれてきた点である。

これまで出回ってきた遺伝子組み換え作物は、大豆、ナタネ、トウモロコシ、綿というように、日本でほとんど自給していない作物ばかりであり、大半が飼料として用いられ、食品としては食用油になる作物が大半を占めてきた。そのため、国内作付けは進行してこなかった。稲の場合は、厚生労働省の指針を通過すれば、実際に作付けが進み、食卓にも登場することになる。主食であることから、毎食に近い形で食卓に出てくる。

やはりモンサント社

遺伝子組み換え稲をめぐる状況は、一方で、モンサント社などの多国籍化学企業による除草剤耐性稲の日本への売り込みが活発になっており、他方で、それに対抗して日本の農水省・民間企業による開発が進んできた点に特徴がある。

現在、遺伝子組み換え作物開発の主なメーカーは、トップ企業として独占的な地位を築いた米モンサント社、それにつづくドイツのバイエル社が買収したアベンティス・クロップサイエンス社、スイス・シンジェンタ社、米デュポン社だが、これらの企業はいずれも稲の開発に取り組んでいる。

それに対抗して、日本の農水省・企業も本命作物として開発を進めてきた。農水省の農業生物資源研究所など、複数の研究所が開発を行なってきたが、現在、それらの研究所は独立法人化している。日本で稲開発を積極的に進めてきた民間企業が、三井化学・三菱化学、日本たばこ産業である。

いずれにしても最初に登場することになりそうなのが、モンサント社やアベンティス社の除草剤耐性稲である。

この除草剤耐性稲は、省力化・コストダウンが目的で開発が進められてきた。しかも特定の除草剤に強い作物であるため、その除草剤をセットに売ることができるため、ビジネスとしてのうまみも大きいことから、モンサント社、アベンティス社などの農薬メーカーが積極的に取り組んできた。

モンサント社の場合は、輸入だけでなく、日本の農家にも種子を販売することをもくろんでいる。ただしこの稲は、ラウンドアップが水に弱いことから、水田では使い難いという弱点をもっていた。そこで目を付けたのが、愛知で行なわれている「愛知方式」と呼ばれる「不耕起・乾田直播」という方式である。

この方法は、耕さず、直接水の入っていない田んぼに種子を撒き、後で水を入れる独特の方法で、田植えを行なわなくてすみ、農繁期を分散化できるメリットがある。暖かい愛知県だからこそ広がった、省力化を目的とした方法である。この愛知方式を用いると、水をはる前に、水に弱いラウンドアップを使いこなすことができる。そこで愛知県農業総合試験場と共同でジャポニカ種の「祭り晴」で開発を進めてきた。この祭り晴もまた、同試験場が開発し、主に愛知県でつくられてきた品種である。

日本の農家の多くが後継者難という問題を抱えており、手間隙かからない不耕起・乾田直播を受け入れる素地は広がっている、とモンサント社は睨んだようだ。同社はそれまで

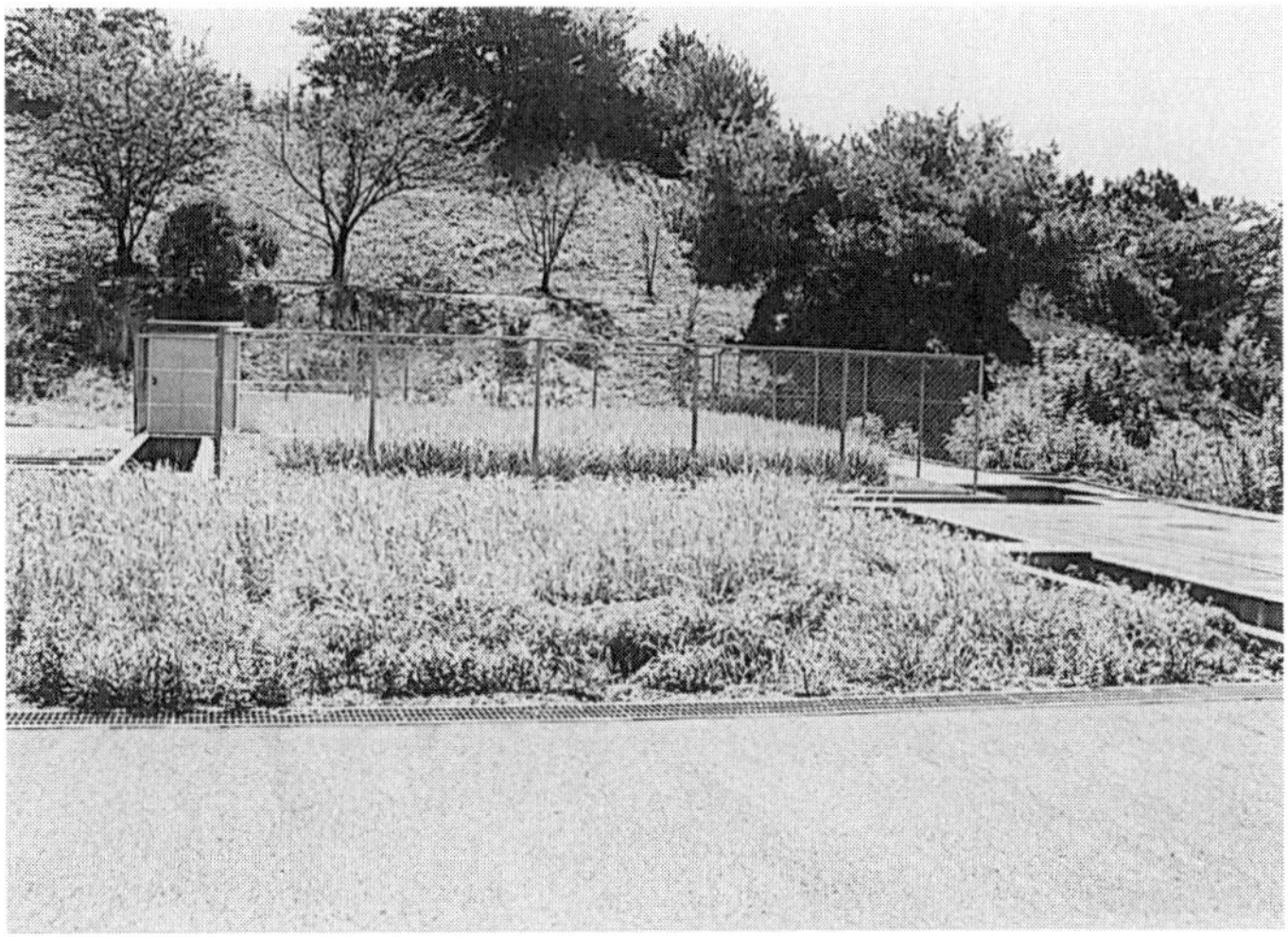

作付け実験中のモンサント社の「祭り晴」

はカリフォルニア米で開発してきたが、その点が売り込みの弱点になっていた。ジャポニカ種の「祭り晴」で開発すれば、その弱点は克服できる。さらにはアメリカでは除草剤耐性コシヒカリを開発したアグラシータス社を買収しており、最終的にはコシヒカリを用いた開発に進むものと思われる。このように、モンサント社による日本向け除草剤耐性稲の開発が、着々と進んでいる。

アベンティス・クロップサイエンス社の除草剤耐性稲（日本支社であるアベンティス・クロップサイエンス・シオノギ社が申請）「ＬＬライス」は、ルイジアナ州とカリフォルニア州で作付けされ、アメリカから輸出することを考えている。この稲がつくる米は、中粒種といって、ジャポニカ米（短粒種）とインディカ米（長粒種）の中間の大きさで、飼料や加工食品に用いられる品種である。

三菱化学が農水省と共同で開発した耐病性稲は、かつて日本で大流行した縞葉枯病に抵抗力をもたせた稲で、品種はキヌヒカリである。この稲の場合、種苗の販売を行なっていく上で一つの弱点がある。それは、一つの病気に抵抗力をもたせても、他の病気に抵抗力をもつわけではないため、農家の手間が省けない点である。手間ひまが同じであれば、付加価値がついて高価な遺伝子組み換え稲の種苗が広がることは考え難い。

オリノバ社は、遺伝子組み換え稲の開発を目的に、一九九九年に日本たばこ産業と英国アストラゼネカ社の子会社ゼネカ・アグロケミカル社との間でつくられた合弁企業である。日本たばこ産業は、これまでにもモンサント社などとも稲開発で提携しており、国際競争に積極的に参加している。

オリノバ社は、これまで低グルテリン（低蛋白）稲を中心に開発を進めてきた。この稲は、酒造りに有効である。酒米には、低蛋白が求められている。蛋白質が少ないほど、分解してできるアミノ酸の量が減り、酒がおいしくなるからである。米の蛋白質は、表層部分に多いため削って用いるケースが多いが、この米は、最初から蛋白質の量を減らしたもので、米粒をまるごと酒米として使えるように改造した稲である。米の蛋白質の大半をグルテリンが占めているため、その生成を押さえるところに遺伝子組み換え技術が用いられている。最初は、月の光やアキヒカリで開発が行なわれてきたが、コシヒカリを用いた開発が可能になり、いまやコシヒカリ一辺倒となっている。

アストラ・ゼネカ社はその後、スイスのノバルティス社と共同でバイオテクノロジーの専門企業シンジェンタ社を設立した。そのためオリノバ社も、日本たばこ産業とシンジェンタ社が共同で運営してきた。二〇〇二年七月一日付でこの合弁事業が解消された。この離縁によって、日本たばこ産業単独での開発に逆戻りした。

国家主導の開発

日本の遺伝子組み換え稲開発は、国家主導型で進められてきた点に特徴がある。三菱化学が開発した耐病性稲（キヌヒカリ）は、農水省との共同開発である。リスクが大きいため、開発資金を農水省に依存した形をとっている。

オリノバ社が開発した低グルテリン稲、全農が開発したヒトラクトフェリン遺伝子導入稲も、実は国家プロジェクトによって開発されたものである。

いま企業の研究所にいくと、「ナショプロ」がはびこっている。ナショプロとは、ナショナルプロジェクトであり、国が援助して行なう研究のことである。最先端の研究を取材しようとすると、ほとんどが「ナショプロで話せません」と、肝心な点を知ることが難しくなっている。

例えば、老化の研究を進めてきた研究所にエイジーン研究所があった。いまは実態としては存在していない。エイジーンとは、老化を意味するエイジングと、遺伝子を意味するジーンを組み合わせて命名された。この研究所は、厚生労働省の医薬品副作用被害救済・研究振興基金から出資を受け、日本ロシュ、エーザイ、キッセイ薬品工業、明治製菓の民間四社によって設立された。

基金からの出資額が実に七割、民間企業四社の出資額が三割で、その後の研究費も厚生労働省にそのほとんどを依存した研究所である。研究者は、出資した民間企業四社から集まってくる。

このような形でつくられる研究所は、株式会社であり、研究の期間が区切られているところに特徴がある。エイジーン研究所が存在するのは、わずか七年間で、いまは実在しない。同研究所は、役割終了後は管理会社に転身して、知的所有権などの管理に当たり、研究は一切行なわなくなる。参加していた研究者はそれぞれの出身企業に戻り、その研究所で得た成果を生かすことになる。何のことはない、国のカネを用いて民間企業ではリスクの大きな先端的な基礎研究を行ない、その成果は民間企業がいただくことになる。

このような研究所が増え始めたのは、八〇年代終りからである。それを可能にしたのは、民活法である。八五年四月、電々公社が民営化されＮＴＴとなった。その民営化に伴い売りに出されたＮＴＴ株の売り上げが大蔵省の金庫に入った。その資金を先端科学技術の研究に用いるようにしたのが、この「ナショプロ」である。

そのために特別の機関がつくられることになった。厚生労働省が、医薬品副作用被害救済・研究振興調査機構、農水省が、生物系特定産業技術研究推進機構（生研機構）、通産省・郵政省（現在は経済産業省）が、基盤技術研究促進センターである。

遺伝子組み換え食品開発に取り組んでいるのは、生研機構出資の企業である。生研機構が出資した企業としては、日本たばこ産業などが参加した加工米育種研究所や、ホクレンなどが参加した北海道グリーンバイオ研究所を取材したことがある。また、その後、全農などが参加したアレルゲンフリー・テクノロジー研究所などがつくられた。

株式会社何とか研究所という名前がついているにもかかわらず、研究所ばかりか事務所すらもたないナショプロもある。その場合は、参加したそれぞれの企業の研究所で各自が勝手に研究を行なうことになる。リスクが大きな基礎的な研究・先端科学技術の領域について、民活という形で国が面倒を見る仕組みである。

アレルゲンフリー・テクノロジー研究所が開発し、全農が受け継いだ鉄分増強米のヒトラクトフェリン遺伝子導入稲は、栄養改良作物である。ヒトラクトフェリンは、母乳中に含まれる鉄分との結合力が強い蛋白質である。血清中にも存在して鉄分を奪うことで強い抗菌作用をもっている。そのヒトラクトフェリンそのものを医薬品として取り出すことを目的に開発が進められてきたが、同時に、この稲からできるコメは、通常の稲の約二倍の鉄分を含むことから、健康食品としての販売も目指している。

加工米育種研究所が開発した稲が、日本たばこ産業・オリノバ社に引き継がれた、低グルテリン稲である。国が資金を用いて開発した成果は、本来、私たち一般市民に還元されなければいけないはずである。ところが、公の金を用いた国家プロジェクトで開発した稲を、いま特定の企業が私物化していることになる。

組み換え稲開発の新しい武器

生研機構は二〇〇〇年、農業生物資源研、三和化学研究所、三菱化学（植物工学研究所）、全農、日本製紙が進める、機能性組み換え作物の研究に資金を投じることを決定した。

この中でとくに注目されているのが、日本製紙が開発した抗生物質耐性遺伝子に代わる新しいマーカー遺伝子を用いた遺伝子組み換え技術である。「ＭＡＴベクター・システム」と呼ばれるもので、抗生物質耐性遺伝子をマーカー遺伝子（組み換えがうまくいったか否かを見分けるために用いる遺伝子）として用いなくてすむからである。

さらには、この遺伝子を作物から除去できるため、安全性が高くなるというもの。その上、抗生物質を用いなくてすむことから、細胞が痛まないぶん、効率よく組み換え体が得られることが売り文句になっている。このベクターを用いた次世代遺伝子組み換え稲の開発が進んでいる。

このMATベクター・システムは、植物ホルモンにかかわる遺伝子を入れることで、細胞分裂が進むと多芽の異常な形になる点に特徴がある。この形態異常を目印にして、遺伝子組み換えがうまくいったか否かを見分けることができる。しかも、この遺伝子は酵素を用いると除去できる。除去すると通常の形で成育する。

このシステムを用いて、花粉症対策のペプチド含有米（農業生物資源研）、血糖をコントロールするペプチド含有米（三和化学研究所）、肥満対策として脂肪酸含有量変更の米（三菱化学）、前出の全農が中心になって開発したヒトラクトフェリン遺伝子導入米を開発する。消費者受けのよい米ばかりだ。そのための資金を国が出すのである。

一見良さそうに見える開発であり、MATベクター・システムだが、大きな問題を孕んでいる。このベクターには、トウモロコシのトランスポゾンが用いられているため、不安定になる欠陥をもっている。トランスポゾンとは、「跳躍遺伝子」と呼ばれる動く遺伝子のことで、自在に染色体上を移動するため、組み換え遺伝子がどこに行くか分からず、作物に何が起きるか分からない状況をもたらしてしまう。生態系への影響や食品の安全性で、不測の事態をもたらしかねない、重大な欠陥であるである。

新しい稲が続々と登場

これらにつづいて、今後登場しそうな稲が、トウモロコシの遺伝子を入れて光合成を活性化し、米粒を大きくしたスーパーライスや、鉄分やビタミンAを増やしたゴールデンライス、必須アミノ酸を増やすことで高機能化を狙った稲などである。

日本の農水省や民間企業は、トウモロコシの遺伝子を導入して、高い光合成能力をもった稲の開発を進めている。稲は光合成能力が低いC3植物であり、トウモロコシは光合成能力が高いC4植物である。光合成能力が高くなれば、成長が早まり、大粒の米もできる可能性がある。

鉄分増量稲が電力中研によって開発されている。この場合は、稲に大豆の遺伝子を導入して開発している。フェリチンという蛋白質をつくる遺伝子で、鉄分との結合力が強いため、鉄分が増量される。すでに同じ遺伝子が入れられたレタスが開発されている。そのレタスでは、実験の結果、鉄分は増えたが、同時に問題も起きている。とくに問題になったのが、「組み換えレタス中のマンガンの含有量が増加したこと」と、「作付け後の土壌でブロッコリーを栽培したところ、生長が予想以上に大きかったこと」が上げられる。この件について、フェリチン遺伝子の発現によるものか否か、原因を質したところ、電力中研の研究者の回答は、「原因不明だが、誤差の範囲である」というものだった。

北興化学工業によって、リジン高蓄積稲やトリプトファン高蓄積稲が開発されている。いずれも私たちの体に必要な必須アミノ酸を増加させた稲である。その他にも、多数の栄養価の高い米や味覚改良米など、消費者に受けの良い稲の開発が活発である。このような消費者受けのよい作物を、第二世代遺伝子組み換え作物という。

しかし、トリプトファン高蓄積稲は、米粒がまともにできにくいという「欠陥」を露呈している。原因はまだよく分かっていないが、遺伝子の多面的発現が影響を受けたり、他の遺伝子の発現が押さえられるなど、いくつかの要因が考えられる。

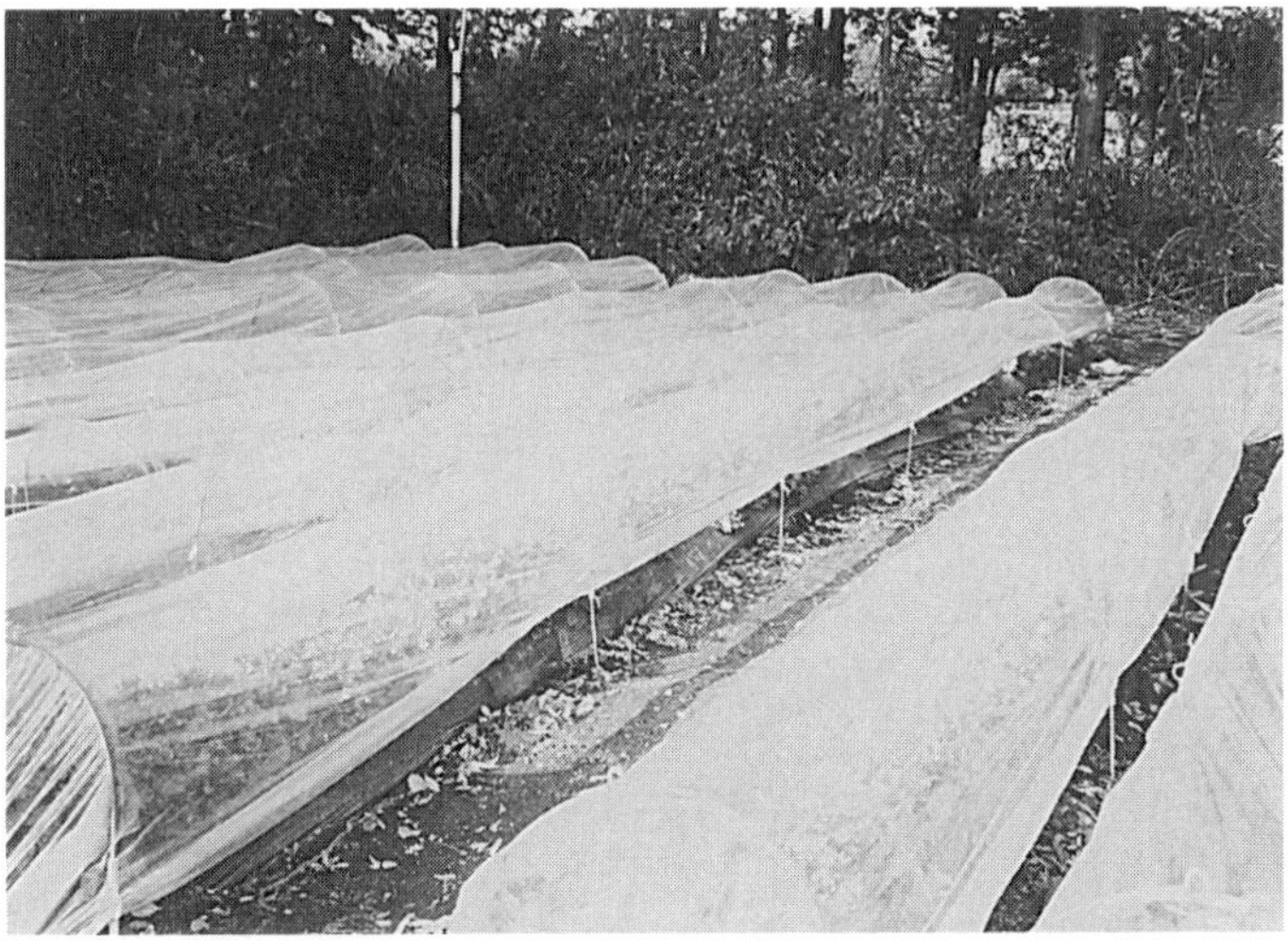

実験栽培中の鉄分増量レタス（電力中研）農業環境技術研究所にて

低グルテリン稲では、蛋白質のグルテリンの量を押さえると、同じ蛋白質のプロラミンの量が増えるという現象が起き、研究者は当初から悩まされていた。ある蛋白質のできる量を抑制すると、バランスをとるために他の蛋白質が増えるのではないか、と考えられている。低アレルゲン米のように、特定の蛋白質ができないようにする仕組みも、当初からうまくいっていない。アレルゲン蛋白質の量を皆無にできない上に、バラツキが大きいため、お米アレルギーの人が実際には食べられない欠点を抱えていた。

以上の現象は、いずれも人間の意図的な

操作に対する、生物の反逆といえるのではなかろうか。

深刻な環境への影響

稲の場合、花粉の飛散による遺伝子汚染の影響はどうだろうか。稲は自家受粉作物であり、他家受粉の可能性は少ない。しかし、皆無ではない。もし有機農業を行なっている農家の近くで遺伝子組み換え稲が作付けされれば、花粉の飛散によって、意図せざる遺伝子組み換え稲ができ、有機認証が得られなくなる可能性がある。

花粉の専門家である生井兵治（前筑波大学教授）さんによると、自家受粉作物の稲でも他家受粉は起きており、積み重なれば大変な割合になるという。かつて農水省のジーンバンク（遺伝子銀行）に保存されていたモチ米の品種を調べたところ、調査した系統数が八五で、そのうち純粋のモチ系統はわずか二〇しかなかったそうだ。ウルチ系統が実に二九もあり、両者の混じり合ったものが多かったという。

かつて大阪のエスコープ生協のシンポジウムで、同席した山形県高畠町で有機農業を行なっている菊地良一さんは、白米から三キロメートル離したところに黒米を植えた実験のことを話した。「白米の中にどれだけ黒米が混じるかを試してみたところ、一俵の中に一〇粒黒米が入っていたのです」と語った。

このような混入は、通常では考えにくい。農水省の研究者など、ほとんどの人が真っ向から否定した。しかし、生井さんは否定はできない、と指摘する。作付け面積の広さや風向き・風速、流体力学的な問題など、総合的に見ていけば、あり得ないと断定できないはずだというのである。

稲のような自家受粉作物でもそれだけの範囲で受粉が起きるとすると、風媒花のトウモロコシでは、さらに飛距離を伸ばすことになる。風速五m／秒で単純計算すると、実に八六四キロメートルでも受精能力をもっていることになる。

これはもちろん単純計算であり、他のさまざまな要因を含めて考えなければいけないにしても、花粉飛散による遺伝子組み換え作物の交雑を皆無にするためには、「数十キロというう距離が必要であり、わが国のように狭い国土での安全な栽培は、実際上は不可能です」と生井さんは結論づけている。

柳下登（農工大名誉教授）さんによれば、「暑いとか寒いとかといった、環境の変化によっても、自家受粉の割合が低くなるなどの変化が起き、受粉の状態は変わる」という。ナタネのような虫媒花にいたっては、さらに複雑な花粉の動きが起きる。例えば、ミツバチが巣に戻った際に、他のミツバチがもってきた異なる花粉をもらって、また飛び立つといった、花粉の混交が起きるからである。そのように生井さんは述べる。

しかも遺伝子組み換え作物は、それ自体、他家受粉の可能性が高くなることが明らかになっている。それはシロイヌナズナを用いたシカゴ大学の実験で示された。同大学のJ・バーゲルセンらが行なった実験によると、通常のシロイヌナズナを野生株と交配したものでは、他家受粉の割合は〇・三％であるのに、遺伝子を組み換えたシロイヌナズナを野生株と交配したものでは、他家受粉の割合は五・九八％と、約二〇倍となった。遺伝子組み換え稲が広がれば交雑が広がり、遺伝子汚染が拡大することになる。

もし日本で米まで承認されれば、国内での作付けが進み、いまや深刻化している遺伝子汚染が、この日本で広がることになる。花粉の飛散によって遺伝子汚染が広がり、生態系に致命的なダメージをもたらし、結果的に食品の安全性を脅かすことになる。

ＢＢライス

遺伝子組み換え稲に対して、アジアの人たちの批判の声が上がっている。現在、インドやフィリピン、タイなどアジア各地で、遺伝子組み換え稲や多国籍企業による種子支配などに反対する運動が広がっている。

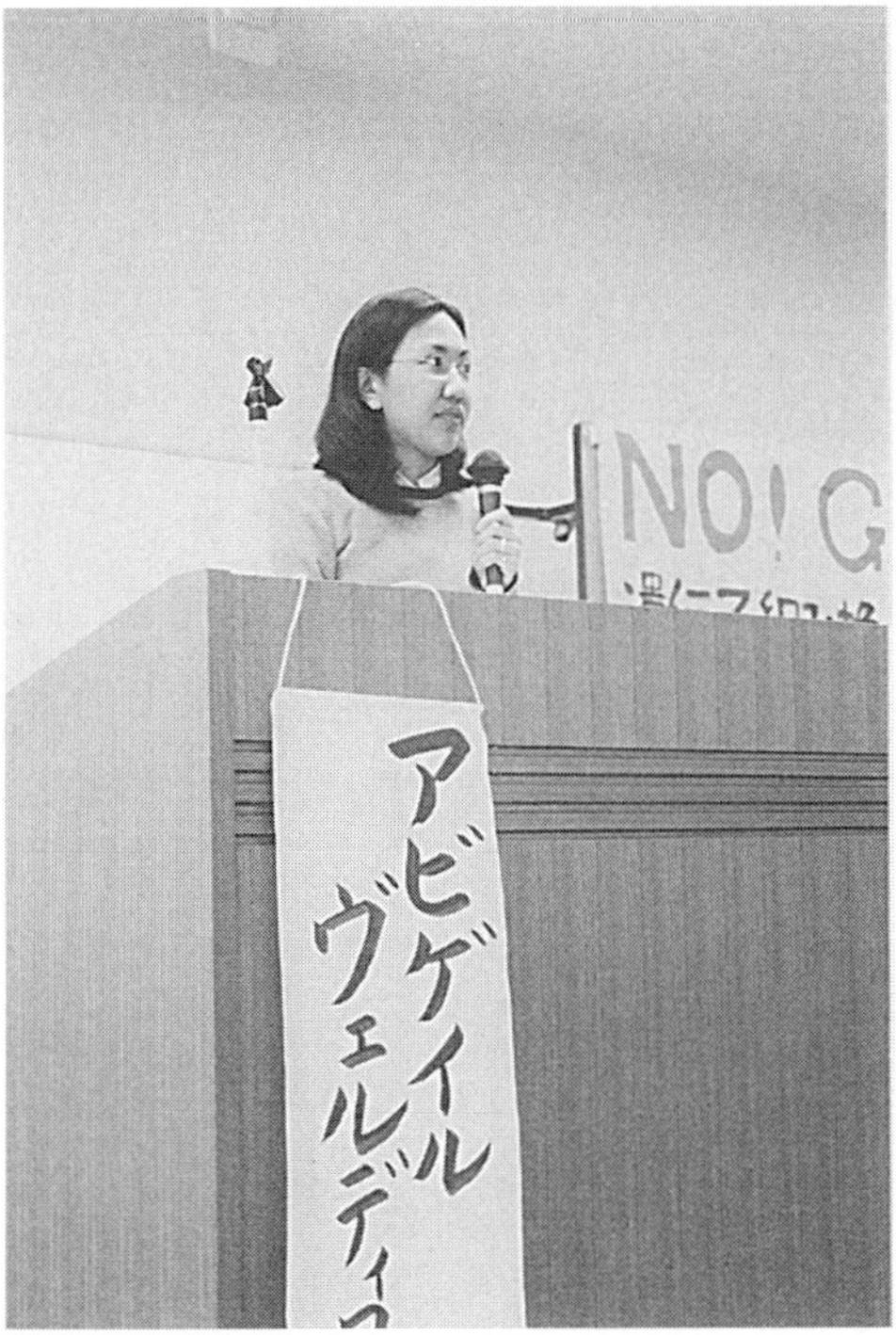

アビゲイル・ヴェルディロさん

アビゲイル・ヴェルディロさんは、マシパグ（ＭＡＳＩＰＡＧ、発展のための農民と科学者のパートナーシップ）と呼ばれる市民運動団体の報道担当者である。

二〇〇一年三月に市民団体の招待で来日した際に、多国籍企業による稲開発に怒りをぶつけていた。そのアビゲイルさんによると、フィリピンではいま、二種類の遺伝子組み換え稲の作付けが問題になっているという。一つはＢＢ（バクテリアル・ブライト）ライスという白葉枯病に抵抗性をもたせた稲で、ＩＲＲＩ（国際イネ研究所）が申請している。ＩＲＲＩは、アメリカのロックフェラー財団とフォード財団が出資し、フィリピンにつくられた研究所で、主に高収量稲の開発を行なってきた。

二つ目がゴールデン・ライスで、これもＩＲＲＩが研究を進めている。この稲の場合、まだ実験室での研究段階であり、フィリピンの水との相性を調査することになっているという。しかし、いずれも緑の革命を推進して、第三世界の農民に大きな犠牲をもたらしたＩＲＲＩが中心に研究・開発を進めているのである。

ＢＢライスは、日本の農水省もかかわり開発された遺伝子組み換え稲である。ノバルティス社やアベンティス社といった多国籍企業もかかわっている。この稲に導入された遺伝子（Ｘａ-21）は、白葉枯病を引き起こすバクテリアに抵抗性をもたせたものだが、この白葉枯病は、台風によって稲が傷ついた後によく発生する病気である。

ＢＢライスは、白葉枯病をもたらすバクテリアのすべてに抵抗性をもつわけではない。そのため、有効性に疑問がもたれているだけでなく、生態システムでバクテリアバランスが崩壊する危険性も指摘されている。

ゴールデン・ライス

ゴールデン・ライスは、スイス連邦技術研究所のインゴ・ポトリクスらが開発した、スイス・シンジェンタ社の稲である。ビタミンＡの前駆体であるベータカロチンを多く含むことで、ビタミンA不足を解消し、失明を防ぐことができるし、鉄分補強にもなるため貧血対策にもなるとして売り込み中の米である。

この稲は、ロックフェラー財団などから助成金を得て研究・開発が進められたもので、国際稲研究所（ＩＲＲＩ）のお墨つきを得て、主に第三世界で作付けが進められようとしている。

シンジェンタ社は、先進国へは健康食品として商業販売を行ない、発展途上国へは無償供与を予定している。ただでさえ嫌われている遺伝子組み換え作物である。有償では受け入れられるわけがない、そう考えてのことである。しかし、最初は無償供与でも、いったん作付けが広がり、後戻りができなくなった後で有償に切り替えていく。これは多国籍企業の常套手段である。

このゴールデンライスに対して、インドのヴァンダナ・シバさんは、「ビタミンAは、緑黄色野菜で補給できるし、そのような安価な対策を無視して、高価な稲を作付けさせることで、経済的にも悪い影響をもたらすし、環境も、健康も破壊することになることは問題だ」と発言をしている。

ゴールデンライスを第三世界に浸透させるための組織「ヒューマニタリアン会議」が結成された。その代表に、この米の開発者でスイス連邦技術研究所のインゴ・ポトリクスと、独フライブルク大学教授のペーター・バイエルが就いている。また、この遺伝子組み換え稲を批判しているヴァンダナ・シバさんへの攻撃も強まっている。

だが、最近、ゴールデンライスを食べても、ビタミンAの補給につながらないことも分かってきた。というのは、子どもが必要とするビタミンAを摂取しようとすると、毎日お茶碗に二七杯のゴールデンライスを食べなければならないからである。

ＩＲＲＩは、緑の革命など高収量品種の開発に取り組んできた。緑の革命で開発されたイリ米は、第三世界の農業を破壊し、農民から農地を奪ってきた。その影響をもっとも受けた人々が、バングラディッシュの農民だった。そして、いまは遺伝子組み換え稲の研究・開発に邁進している。ＢＢライスやゴールデンライスを、新しく形を変えた「イリ米」として売り込み、第三世界の農業を多国籍企業の支配下に組み込もうとしている。

多国籍企業の攻勢強まる

遺伝子組み換え稲を始めとして、いま第三世界の食糧生産の支配を進めるために、多国籍企業の活動が活発化している。

ゴールデンライスに関しては、第三世界への援助を口実に、米モンサント社、スイス・シンジェンタ社などが、こぞって特許を放棄している。先進国の消費者から嫌われている遺伝子組み換え食品を、まず第三世界に浸透させる意図がうかがえる。

スイス・バーゼルに本社を持つ多国籍企業のノバルティス・アグリビジネス社は、二〇〇〇年七月に第三世界戦略を打ち出した。遺伝子組み換え作物の輸出戦略といってもよい。とくに注目されるのが、抗生物質耐性遺伝子を用いないで、遺伝子組み換え細胞を選別する技術である。この新しい技術は、すでにマレーシアの農業開発機関に無料で譲り渡され、パパイア開発に用いられている。また、IRRIにも無料で譲渡されている。その他にもベトナムでのサツマイモ栽培や、アフリカでのトウモロコシの品種改良で同社のバイオテクノロジーが応用されている。

二〇〇一年一月二六日、米国ミリアッド・ジェネティックス社と、スイスのシンジェンタ社の子会社トレイ・メサ研究所は、イネゲノムの解析を終了したと発表した。両社は、この解析データに関して、発展途上国の農業に役立てるための組織や研究・開発に関しては、無償で提供するということを述べている。

前出のアビゲイル・ヴェルデイロさんは、最近の動きに関して、次のように述べている。

「遺伝子組み換え作物の作付けに対して、フィリピンの地方議会や住民は反対しています。

しかし多国籍企業は実験を推進しようとしています。住民は裁判に訴えていますが、裁判が終わった頃には作付け実験が終了してしまう可能性があります。そのため市民団体は、作物を引き抜くなどの直接行動を考えています。

さらにモンサントなどの多国籍企業は、自治体に働きかけて、甘い言葉で作付け推進の決議を上げさせるように、工作しています。二〇〇一年二月には、BT（殺虫剤）コーンの作付け実験が、実に三二カ所で申請されました。私たち反対運動の分散化を狙ったものです」

二〇〇一年八月、ミンダナオ島で作物の引き抜きが実際に行なわれた。

タイのモンサント社

ウィラポン・ソーパーさんは、タイ北部のNGOの連絡調整機関に農民運動家としてかかわり、自らは在来品種の保護のネットワークをつくっている。そのウイラポンさんは、二〇〇一年三月に来日した際に、タイにおける遺伝子組み換え作物の作付けが拡大していることで、多国籍企業に激しい怒りをぶつけていた。

タイには遺伝子組み換え作物を規制する法律ができている。それは実験以外には作付けを禁じるという内容である。ところがその法律が生かされていないどころか、モンサント社がBT綿の作付けをどんどん拡大しても、その違法性にまったく手が打てない状態である。

しかもモンサント社は、その法律を改正させる秘密作戦を展開した。その作戦とは、農林省の中に特別基金を設け、一八億バーツの資金でBT綿の種子を買い上げ農民に配るという計画であった。この種子買い上げ計画に関しては、農民グループが抗議して撤回に追い込んだのである。しかし、それ以外にもモンサント社の手先を政府の役人がつとめ、実験栽培地以外にも、BT綿の作付けを進めている。

「それは私たちが調査して明らかにしたものです」とウィラポンさんは語る。「私たちは、モンサント社に対して、実験地以外に広がっていることに対して、法律を守り責任を取れと抗議したのに対して、モンサント社は、実験地以外に広がったのは、農民が実験地に入って盗んでいるのだと、詭弁を弄するのです。

ＢＴ綿を作付けしていた農民に直接話を聞いたのですが、彼らは自分たちが作付けした綿がどのようなものか、まったく知りませんでした。誰が勧めたか聞いたところ、政府の役人がやってきて勧めたそうです。私たちが回った後に、政府の役人がその農民のところにやってきて、私たちが勧めたとはいわないでくれ、流しの商人が勧めたと答えろ、と説得して回ったのです。

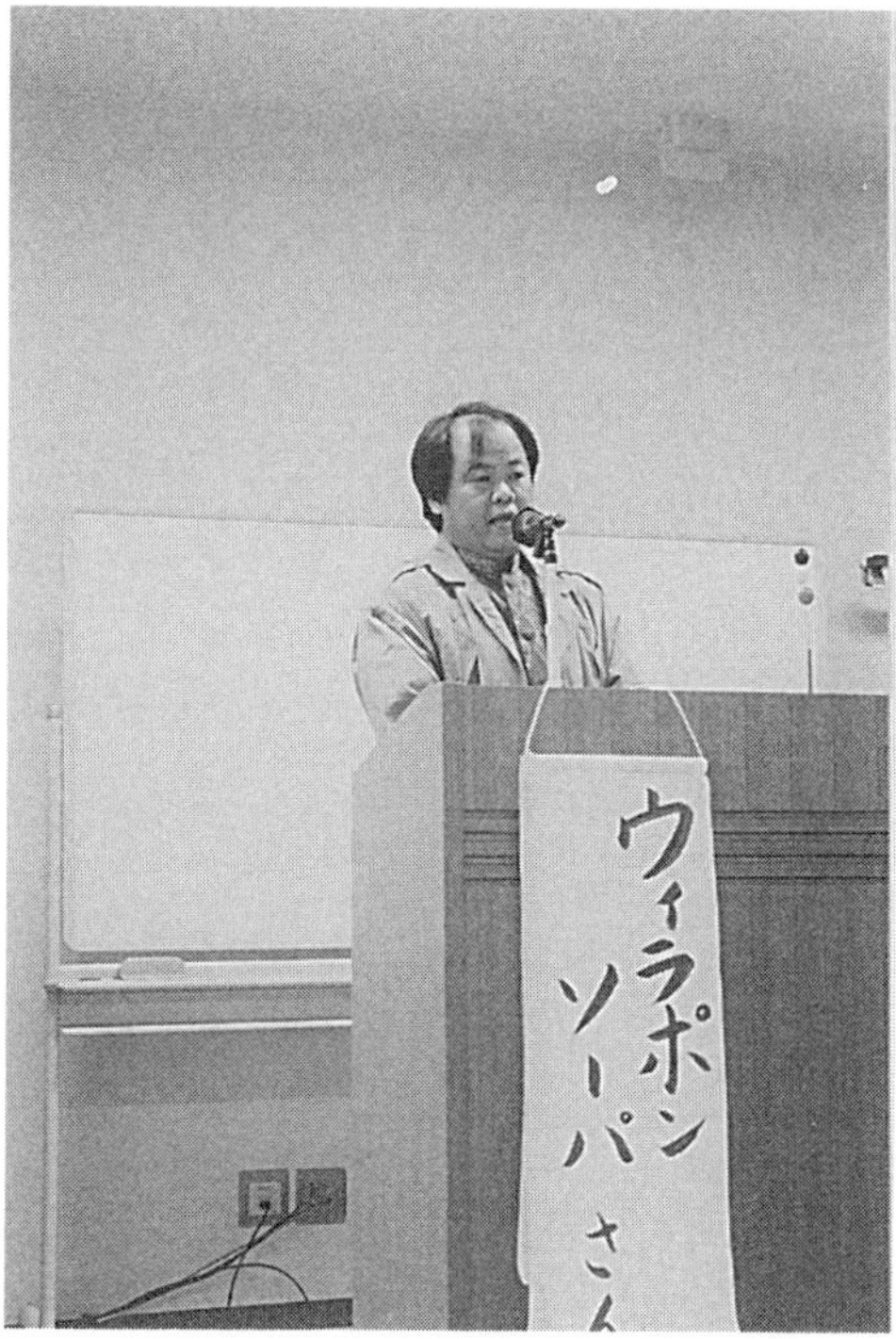

ウィラポン・ソーパさん

タイの伝統種の綿は、根が薬草にもなります。ある農民がＢＴ綿の根を食べたところ、しびれるなどの症状が出ました。ＢＴ綿が作付けされてから三年が経ちますが、複数の農民が、指が動かなくなるなどの症状が出ています」と。

第二の緑の革命

遺伝子組み換え作物の前にも、同じことが行なわれた。それが緑の革命である。新品種の開発は、以前は掛け合わせによって行なわれてきた。その流れを変えたのが「緑の革命」だった。緑の革命は、第二次大戦中メキシコ政府の協力のもとで、ロックフェラー財団の手で押し進められた、ハイブリッド（雑種1代、あるいはF1ともいう）品種の開発だった。このハイブリッド品種の特徴は、掛け合わせる親の代をもつ企業が食糧生産を支配できる点に特徴がある。

新しく開発された新品種を保護するために、一九六一年にUPOV（植物の新品種保護に関する国際条約）が締結された。

緑の革命で、高収量品種の小麦とトウモロコシが開発された。単位面積当たり二～三倍も収穫できる画期的品種の登場である。この高収量品種を開発した技術者は、これによって世界から飢餓がなくせると思ったほどだった。しかし、この緑の革命の作物が持ち込まれた国や地域では、農業を大きく変えることになり、結果的に飢餓の拡大を招いた。

緑の革命で開発された作物は、灌漑設備、機械化を前提とし、農薬・化学肥料を多投与する必要があり、農業をおカネがかかるものに変えてしまったからである。高収量品種が普及し始めた国では、農業に資金が必要となり、大地主にとっては有利だが、小規模で営んできた農家の没落を促進することになった。このことは農地が大地主にいっそう集中する結果をもたらしたのである。小さな規模でやってきた農家は、都市に出ていくか、大地主の下で働くかといった限られた選択肢しか残されていなかった。その後、稲の高収量品種の開発が始まった。取り組んだのは前出の国際稲研究所（ＩＲＲＩ）である。その緑の革命で最も犠牲となったのがアジアの農民だった。

土地を大きくした地主と多国籍企業が結びつき、換金作物としての輸出用作物づくりへと切り替えが進んでいった。その国でとれるものは輸出され、その国の人々が食べるものは輸入されるという、パターンが広がっていった。その状態に「サラ金地獄」に似た累積債務が重なって、いっぺんに矛盾が噴出することになった。

債務国は借金の金利の支払いに追われ、せっかく輸出用作物で得たドルを、その支払いに回すという事態が常態化した。教育・福祉が犠牲になり、栄養失調と医薬品の不足が起きた。こうして飢餓が広がっていったのである。農作物が実る豊かな土地では輸出用作物がつくられ、その横で人々は飢餓で苦しむという状況が見られるようになった。飢餓地帯からの農産物の輸出量が増えていくのである。緑の革命がもたらしたもの、それは第三世界の飢餓だった。「遺伝子組み換え作物は、第二の緑の革命」である、と私は八〇年代始めに言ったことがある。その予言は不幸にも的中し始めてしまった。アジアの農業の現場は、かつて辿った道と、同じ道を辿り始めた。

6章

食品汚染と予防原則・トレーサビリティ

食品の信頼性が失墜

最近の食品汚染事件はスターリンク事件から始まった。遺伝子汚染が拡大し、それにカドミウム汚染米やＢＳＥ問題が加わり、そのＢＳＥ問題の延長線上に、食品産業による偽装事件が発覚した。

食品汚染の進行と並行して、食品産業の倫理観の欠如が明るみに出た。食品の安全性と信頼性を確立することが、極めて大切な時期である。そのために必要な原則が、予防原則とトレーサビリティ（追跡可能性）である。

予防原則とは、疑わしきは、消費者の安全を優先する、という考え方である。最近の食品汚染は、この原則の重要性をさらに強めた。いま政府の審議会では、どこにいっても「リスク論」が全盛である。予防原則はどこかにいってしまった。私がこのリスク論を初めて聞いたのは、電磁波問題だった。電磁波による発がんリスクと、交通事故による死亡者数とが比較され、「電磁波問題など取るに足りない」という論理として登場した。

もう一つの、トレーサビリティとは、事件や事故が起きた際に、原因までさかのぼることを可能にして、二度と同じ事を起こさないようにするためのシステムづくりである。この本で紹介してきた遺伝子汚染やBSE問題によって、このトレーサビリティが脚光を浴びている。

そのトレーサビリティの重要性をさらに認識させる事件が発生した。食品業界における相次ぐ不正表示や偽装工作である。消費者の間では、「何を信頼したらよいのか」という声が広まった。とくに食品表示に対する信頼は、地に墜ちてしまった。

最初は雪印食品だった。国の買い取り制度を利用して、外国産牛肉を国産と偽って買い取らせていたことが発覚した。かつて集団食中毒事件を引き起こした雪印乳業の子会社だったこともあり、雪印ブランドへの不信を加速させた。その後、同社によるさまざまな偽装工作が暴露され、二月二二日、ついに同社は解散へと追い込まれた。雪印乳業も、バターの品質保持期限を書き換えて再出荷していることが明らかになった。

その後、他の会社でも不正が相次いで明らかになった。新居浜市にある協同ミートプロダクト・アイの精肉加工工場では、輸入牛を讃岐牛と偽ってパック詰めしていた。業界二位の大手食肉会社スターゼンもまた、安い国産肉を高級銘柄品として販売する偽装工作を行なっていた。さらに全農チキンフーズが、外国産鶏肉を国産と偽って出荷していた。同社ではさらに、抗生物質を使用していた鶏肉を「無薬飼育鶏」として出荷していた。ついには業界最大手の日本ハムまでもが、偽装工作を行なっていることが、明るみにでた。これほどまでに見せつけられると食品業界全体で、同様のことが行なわれてきたとしか思えない。

最初は食品の安全性に対する不信が広がり、次いで信頼性に対する不信が広がり、もはや回復不能な状況に至っている。

中国からやってくる毒物

それに加えて、外国から輸入される食品に含まれる毒物が問題になった。まず報告されたのが、中国野菜の農薬汚染である。

七月一七日、神戸市にあるフードサービス・ジャパンが輸入し、日本セルコが関東で販売していた中国産冷凍野菜から、食品衛生法で決められている基準値の一八〇倍、一・八ppmという、とてつもない高濃度の農薬クロルピリホスが検出され、製品が回収された。その後も、相次いでホウレンソウや枝豆などの野菜から、高濃度の農薬が検出されている。

パラチオン、ディルドリンなど、日本では使用が認められていない農薬まで検出されるケースもあった。もっとも多く検出された農薬は、クロルピリホスである。有機リン系の殺虫剤で、日本でもシロアリ駆除剤としてよく用いられている。有機リン系農薬独特の神経毒性があり、リンパ球を用いた実験で変異原性ありという報告もある毒物である（農薬毒性の事典）。

中国野菜の農薬汚染実態が明らかになったきっかけは、二〇〇二年三月に農民運動全国連合会が行なった検査であった。中国政府の調査で、中国野菜が予想以上に農薬で汚染されているという情報を得たことから、市販の野菜の検査を行なったところ、高濃度の農薬が検出されたのである。

中国野菜の農薬汚染の責任は、日本の流通業者にあるといっても過言ではない。スーパーやコンビニで販売する野菜は、安くて、均一であることが求められる。そのため労働力の安いアジアの国々でつくり輸入するシステムを作り上げてきた。しかも、作物ひとつひとつの重さや大きさなどに一定の基準を設けて購入するため、無理な条件を現地の農家に強いてきた。その結果が農薬汚染である。安さを追い求めてきた消費者にも責任はある。この農薬汚染の被害を最初に受けるのは現地農民である。

中国から輸入される食品で、次に問題になったのが、健康食品として販売されてきたダイエット食品である。この場合、死者が出るなど、被害も広範に存在していることが判明していく。フェンフルラミンのような禁止薬物が使用されていたことがわかり、日本での被害者数は、五二二人（七月三〇日現在）に達した。このフェンフルラミンは、九七年にアメリカで、心臓弁膜症での死亡例が確認されて、使用が禁止された薬物である。

まだある。中国から輸入される食品に含まれる食塩に、日本で認可されていない食品添加物が使用されていた。フェロシアン化合物である。

この食品添加物は、中国だけでなく欧米でも認められているが、日本では未認可である。食品添加物は、食文化や食習慣が摂取量と深くかかわるため、認可するか否かは、各国主義を基本としてきた。しかし、経済のグローバル化が進み、世界中を食料が行き来するようになって、この各国主義が崩壊しつつある。

通常、未認可の添加物使用が分かると、食品衛生法に違反するため製品は回収され、輸入が禁止される。ところが厚生労働省は、それとは逆の立場をとった。超法規的な立場で、フェロシアン化合物の認可に踏み切ったのである。

本来、法律を守るべき立場の役所が、法律を踏みにじったのである。厚生労働省は、さらに日本では未認可で、欧米で認められている食品添加物二六品目に関しても、相次いで超法規的措置をとって認可を急いでいる。本末転倒である。

フェロシアン化合物は、塩が水分を含むと固まりやすいため、それを防ぎサラサラの状態を維持するために用いる。シアンが用いられているため、とても安全とはいえない。シアン化合物のほとんどは、毒性が強く、ごく微量で致死量に達する物質が多い。代表的なシアン化合物に青酸（シアン化水素）、青酸ナトリウム（シアン化ナトリウム）、青酸ガス（シアン化水素ガス）、青酸カリ（シアン化カリ）がある。フェロシアン化合物が安全とはとても思えないし、事実、安全性を立証するきちんとしたデータもない。

中国からの輸入食品以外にも、外国から輸入される食品で、魚のように塩漬けになっていたり、塩が大量に使われている食品には大量に使われている。中国からの輸入食品の問題は、私たちの食生活を根本的に問い直す必要があることを示したといえる。

食品添加物の違反事件

さらに追い討ちをかける事件がつづいている。食品添加物の違反事件で、食品輸入会社ハインツ日本がカナダ、アメリカから輸入した「ハインツ・ソース」に、日本では使用が認められていない食品添加物のポリソルベートやケイ酸カルシウムを用いていた。

「ミスタードーナツ」チェーン店で販売されていた肉まんに、日本では使用が認められていない添加物のtーブチルハイドロキノン（ＴＢＨＱ）が用いられていた。しかもミスタードーナツをチェーン展開しているダスキン社は、大阪府内の建築業者に六三〇〇万円支払い、口封じを行なっていることも分かり、企業体質そのものも問題になった。

その後、食品輸入会社・徳山物産が韓国から輸入したコチュジャンからも、日本では使用が認められていない、ポリソルベートが検出され、回収命令が出された。

さらに協和香料化学によって、食品に添加する香料に、日本では使用が認められていない、アセトアルデヒド、プロピオンアルデヒド、ヒマシ油を用いていることが発覚した。そのため、茨城県日立保健所は、茨城工場の操業停止と自主回収を命じた。その後、同社製香料には、未承認の2―メチルブチルアルデヒド、イソプロパノールも使われていることが発覚した。同社の場合、意図的に多種類の未承認化学物質を用いていた点で、悪質である。これは「香料」という添加物の表示を悪用したケースである。

香料は、微量の原料を調合して用いるため、さまざまな化学物質が多種類用いられている。調合は各社のノウハウにあたり、企業秘密になっている。現在、食品表示では、微量であることから、「香料」というように一般名で表記することができる。企業の秘密を優先して、消費者の安全を二の次にしている点が、問題である。

食品の場合、使ってよい原料・使ってはいけない原料がある。実際にできた製品からそれを特定することは難しい。そのため、協和香料化学では二一五年という長期にわたって非合法の行為がつづいてきた。

現行の食品表示は分かりにくい。とくに分かりにくいのが、香料のように一般名で表記しているものである。他にも乳化剤、調味料、酸味料、PH調整剤などがある。本来、すべての使用されている物質名が表示されるべきである。香料なども全成分が表示されなければいけないはずである。いくら微量だからといっても、一般名だけでは消費者に選ぶ権利は与えられない。

厚生労働省は、これらの未承認添加物が検出されたり、発覚すると、そのたびに「外国で認められているものだから問題ない」「微量だから問題ない」と繰り返してきた。外国で認められている、ということは「安全」の根拠にならない。食品添加物の安全性評価は、食習慣の違いによって摂取量が異なるため、各国により異なるのを原則としてきた。この場合、日本での安全性評価を経ていないのであるから、安全とする根拠も情報もないからである。もし、この論理が通用するのであれば、厚生労働省の食品行政は不要ということになる。

「微量だから安全」もまた、根拠がない。むしろ「微量だから危険」なのである。水俣病を始め、過去に起きた公害による健康障害や食品公害事件の多くは、微量な有害物質の摂取が長期間つづいたために起きている。長期微量の摂取ほど怖いものはない。まして、いま私たちの食卓には、さまざまな有害物質が多種類入ってきている。一つ一つは微量でも、全部合わせれば多量になり、しかも毎日のように摂取している。

正しい表示を裏づけるには

これら一連の事件は、この間、本格的に始まった食品表示制度の根幹を揺るがすことになった。

二〇〇〇年七月から農産物・水産物・畜産物の原産地表示が始まった。二〇〇一年四月からは、すべての加工食品に名称・原材料名と添加物・内容量・賞味期限などの期限・製造方法・製造業者と住所が表示されることになった。さらには遺伝子組み換え食品の表示、有機認証マークの表示、アレルギー食品表示、さらに容器包装のリサイクル表示まで加わり、本格的な食品制度が始まったばかりである。その出だしでつまずいたことになる。

表示が本当に信用するに値するか。それを保証して裏づけをもたらす制度として、管理・監視する機関とともに必要なのが、トレーサビリティである。

二〇〇一年五月から七月にかけて、ハウス食品のオーザックに始まった、相次ぐ未承認ジャガイモ混入事件で、例えば、ハウス食品の場合、非組み換えを売り物にしていた。アメリカ・カナダからジャガイモを輸入する際には、非組み換え証明書の作物を購入していた。ところが非組み換えどころか、組み換えであり、しかも未承認のジャガイモだった。表示と異なる中身だった。ところが、どこで未承認の組み換えジャガイモが混入したのか、原因はついに突き止められることがなかった。ハウス食品が原因究明を怠ったか、トレーサビリティが確立していなかったからである。

五頭のBSE感染牛も、ついに感染源の特定は行なわれず、原因調査は頓挫している。二〇〇二年に入って埼玉県で、一月二五日、未承認の米国ハワイ産遺伝子組み換えパパイヤが見つかった。未承認組み換え作物事件が繰り返し起きている。原因までさかのぼり防ぐ仕組みがない以上、同じことが繰り返される。

未承認作物等、販売されてはいけない食品がないか、絶え間なく監視することと並んで、もし販売している時には、その原因までさかのぼり二度と同じことが起きないようにしなければいけない。

積み重ねのリスク論

なぜ、遺伝子組み換え食品に対して、消費者がこれほど反発し、反対運動が世界中に広がったのか。食品として安全か否か、というレベルの論争ではないはずだ。なぜなら、食品として安全か否かということは、そう簡単に結論が出ないからである。

ではなぜ、これほど世界中の消費者が動いたのか。それは、これまでさまざまな「不安な食品」を作ったり、認めてきた企業や政府に対して、強い不信があるからだ。消費者はいま、食品の安全性に対して、極めて敏感である。なぜかというと、さまざまな「問題の食品」があるからだ。

食品の安全性に関して、私は以前から「積み重ねのリスク」を提起してきた。このことに関して、私はさまざまなところで述べているが、くり返しを承知の上でまた述べさせていただく。これまで安全性が問題になってきた食品及び食品に混入してくる物質は多数ある。食品添加物、残留化学農薬、重金属、放射線照射食品、放射能汚染、抗生物質、ホルモン剤、抗菌剤、寄生虫駆除剤、ダイオキシン、環境ホルモンがあり、それに遺伝子組み換え食品と異常プリオンが加わった。カドミウムのように復活する汚染物質もある。

その種類は増え、量も増え、質も悪化している。これらがすべて、一九五〇年代から、加算される形で食品に使われたり食品の中に混入してきた。私たちの食卓には、毎日、複数の汚染物質が混入してくる。「これ以上、食品汚染をやめてほしい」というのが、消費者の思いであり、遺伝子組み換え食品への反対運動が広がった理由でもある。

これらの汚染物質は、いずれも現代の生産効率主義、市場経済、資本の論理がもたらしたものであり、消費者の要求で登場したものではない。

消費者は、これら食卓に登場してきた汚染物質に対して不安を募らせている。確かに一つ一つの汚染物質ははっきり「危険」とはいえないかもしれない。しかし「怪しい」のである。汚染物質一つ一つに不安を募らせているが、もっと問題にしてきたのは、それらがすべて食卓に登場して毎日のように食べることである。

「予防原則」に立って考えれば、この積み重ねのリスクの引き算が求められている。少なくすることが必要であるにもかかわらず、むしろ増加の傾向にある。

しかも、現在、科学の名の下に行なわれる「安全性評価」は、一つ一つのものに対する評価にすぎない。消費者は、一つ一つを食べるわけではなく、まとまった形で体内に取り込む。

主食、副食、味噌汁……というように、食卓に上がる典型的な食材をまとめて評価する科学は存在しない。現在の安全性評価は、あまりにも現実離れしている。

おわりに

年々、不安な食品は種類・量とも増えつづけ、質も変わってきている。アレルギー性疾患や過敏症が広がり、がんなどの成人病が増えている。とくに子どもの健康が冒されている。その影響は、次の世代、さらにその次の世代へと受け継がれていく。

スーパーやコンビニに行けば、大抵のものが手に入る。ほとんど手を加えなくても食べられる生鮮食品や加工食品。さまざまな出来合いの食品が、簡単に食べられるようになった。世界中からさまざまな食品がやってきて、あふれんばかりに並ぶ。私たちの胃袋は世界中に依存するようになり、輸入食品に囲まれるようになってしまった。

自動車に乗って買い物や食事に出掛ける家族が増えた。外食産業が増え、簡単に食事ができる反面、農薬がたっぷり使われたり、安全性に問題が多い加工食品を口にする機会が増えた。

いま、私たちの体が、子どもたちの体が、警告を発している。そこには、より便利に、より楽になろうとしてきた、現代の食文化そのものが、根底から問われているといえる。

食品汚染から見えてきたもの、それは企業はウソをつき、政府に頼っていては安全・安心はありえないという現実である。予防原則とトレーサビリティを、消費者主導で確立することが必要である。同時に、私たち自身も自分の食生活を見直すことが必要である。

［著者略歴］

天笠　啓祐（あまがさ　けいすけ）

1947年東京生まれ。早大理工学部卒。現在、ジャーナリスト、遺伝子組み換え食品いらない！キャンペーン代表、市民バイオテクノロジー情報室代表

主な著書『原発はなぜこわいか』（高文研）、『脳死は密室殺人である』（ネスコ）、『電磁波はなぜ恐いか』『遺伝子組み換え食品』（緑風出版）、『危険な暮らし』（晩聲社）、『優生操作の悪夢』（社会評論社）、『遺伝子組み換え動物』『遺伝子組み換え・イネ編』（現代書館）、『くすりとつきあう常識・非常識』（日本評論社）、『医療と人権』（解放出版社）、『環境ホルモンの避け方』（コモンズ）、『遺伝子組み換えとクローン技術１００の疑問』（東洋経済新報社）、『化学物質から身を守る方法』（風媒社）、『「狂牛病」何が問題か！』（かもがわ出版）ほか多数

食品汚染読本

（しょくひんおせんどくほん）

2002年10月20日　初版第1刷発行　　定価1700円＋税

著　者　天笠啓祐

発行者　高須次郎

発行所　緑風出版

〒113-0033　東京都文京区本郷2-17-5　ツイン壱岐坂

［電話］03-3812-9420　［FAX］03-3812-7262

［E-mail］info@ryokufu.com

［郵便振替］00100-9-30776

［URL］http://www.ryokufu.com/

装　幀　堀内朝彦

写　植　R 企 画

印　刷　モリモト印刷　巣鴨美術印刷

製　本　トキワ製本所

用　紙　大宝紙業　　E2000

………………ISBN4-8461-0215-7　C0040

◎緑風出版の本

▨全国どの書店でもご購入いただけます。
▨店頭にない場合は、なるべく書店を通じてご注文ください。
▨表示価格には消費税が転嫁されます

プロブレムQ&A
ハイテク食品は危ない［増補版］
天笠啓祐著

A5変並製
一四二頁
1600円

遺伝子組み換え大豆などの輸入が始まった。またクローン牛、バイオ魚などハイテク技術による食品が食卓に増え続けている。しかし、安全性に問題はないのか。最新情報を増補し内容充実。遺伝子組み換え食品問題入門書。

増補改訂**遺伝子組み換え食品**
天笠啓祐著

四六判上製
二八〇頁
2500円

遺伝子組み換え食品が多数出回り、食生活環境は大きく様変わりしている。しかし安全や健康は考えられているのか。米国と日本の農業・食糧政策の現状を検証、「日本の食卓」の危機を訴える好著。大好評につき増補改訂！

遺伝子組み換え食品の争点
―クリティカル・サイエンス3
緑風出版編集部編

A5判並製
二八四頁
2200円

豆腐の遺伝子組み換え大豆など、知らぬ間に遺伝子組み換え食品が、茶の間に進出してきている。導入の是非や表示をめぐる問題点、安全性や人体・環境への影響等、最新の論争、データ分析で問題点に迫る。資料多数！

遺伝子組み換えイネの襲来
―クリティカル・サイエンス4
遺伝子組み換え食品いらない！キャンペーン編

A5判並製
一七六頁
1700円

遺伝子組み換え技術が私たちの主食の米にまで及ぼうとしている。日本をターゲットに試験研究が進められ、解禁されるのではと危惧されている。遺伝子組み換えイネの環境への悪影響から食物としての危険性まで問題点を衝く。